Inciensos, Aceites e Infusiones

Recetario Mágico

Scott Cunningham

1997
Llewellyn Español
St. Paul, Minnesota 55164-0383, U.S.A.

Aprenda sobre el Arte Recetario Mágico en el nuevo libro de Scott Cunningham

Durante siglos, se han utilizado compuestos de inciensos, combinaciones de aceites y mezclas de hierbas para producir cambios positivos en la vida de las personas. En el mundo actual, hay quienes se ríen cuando alguien sugiere que el uso mágico de las hierbas tiene la facultad de enriquecer nuestras vidas; sin embargo, recientes investigaciones sobre los perfumes de las hierbas han puesto de manifiesto que realidad afectan poderosamente el comportamiento humano dándole a los científicos la oportunidad de trabajar en el descubrimiento del uso de dichas energías para el bien común.

Anteriormente se guardaban en secreto las fórmulas mágicas de los inciensos, aceites, ungüentos, pócimas, etc., en los libros de hechizos de las brujas o en los "grimoires" de los magos.

Este libro revela tales secretos proporcionandole información fácil de comprender que le permitirá poner en práctica procedimientos de carácter mágico, hasta ahora poco conocidos.

Scott Cunningham, un experto en hierbas mágicas famoso en todo el mundo, publicó por primera vez *La magia del Incienso, los Aceites y las Pócimas* en 1986. *Inciensos, Aceites e Infusiones* es una versión ampliada y revisada del primer libro. Scott ha recogido las sugerencias de los lectores de la primera edición y ha añadido más de cien fórmulas nuevas. Cada página se ha clarificado y escrito de nuevo. Así mismo se han añadido nuevos capítulos hasta constituir una obra que casi dobla en tamaño al libro original.

En este libro aprenderá a confeccionar sus propios inciensos, aceites, ungüentos, tintas, tinturas, baños de hierbas, sales de baño, pócimas, jabones rituales y polvos. No hay necesidad de comprar un equipo especial, que podría resultar caro, y los ingredientes utilizados suelen ser fáciles de encontrar. El libro informa en detalle sobre una gran variedad de hierbas, ingredientes, sustitutos de determinadas hierbas, un glosario, y un capítulo sobre cómo crear sus propias recetas mágicas.

Asimismo, encontrará información importante sobre los principios básicos de la magia. Enseñanzas de cómo dotar a las mezclas de hierbas de poder personal para atraer dinero y amor, o bien para curarse uno mismo o curar a los demás, aumentar las facultades psíquicas, estimular la actividad mental etc.

El arte secreto de la magia de las hierbas es un don que se ha transmitido por generaciones a través de los siglos. En la era de los avances tecnológicos existe un sistema aún más sencillo de explotación de los espléndidos poderes de la Naturaleza, consiste en hacer uso de la magia de las hierbas.

Sobre la Serie "Magia Práctica" de Llewellyn

Para muchas personas la idea de que la "magia" pueda ser práctica constituye un acto de sorpresa.

No debería ser así. La Magia se fundamenta en el ejercicio de una influencia en nuestro entorno. Aunque la Magia está relacionada con el crecimiento espiritual y la transformación psicológica, incluso la vida espiritual debe descansar sobre unos cimientos materiales.

Los mundos material y psíquico se hallan entrelazados, y es esa realidad lo que establece un Vínculo Mágico: lo psíquico puede influenciar lo material con la misma facilidad que sucede a la inversa.

La Magia puede y debe servir para vivir mejor la vida diaria. Todos nosotros hemos recibido una mente y un cuerpo y tenemos la obligación espiritual de emplear a fondo cada uno de estos maravillosos dones. La mente y el cuerpo trabajan conjuntamente, y la Magia consiste en extender esta interacción hasta unas dimensiones que sobrepasan los límites normales. Esa es la razón por la cual solemos hablar de lo "supranormal" cuando nos referimos a la esfera de la Magia.

El cuerpo está vivo, y toda forma de vida es expresión de lo Divino. El poder de Dios está en el Cuerpo y en la Tierra, al igual que en la Mente y en el Espíritu. Gracias al Amor y a la Voluntad, nos servimos de la Mente para unir estos aspectos de la Divinidad y producir un cambio.

La Magia nos sirve para aumentar el caudal de Divinidad que baña nuestras vidas y el mundo que nos rodea. Conseguimos que todo sea más hermoso, pues para hacer Magia hemos de trabajar en armonía con las Leyes de la Naturaleza y la Psique. La Magia es el florecimiento del Potencial Humano.

La Magia Práctica se ocupa del Arte de Vivir bien y en armonía con la Naturaleza, asimismo se relaciona con la Magia de la Tierra, la Magia que existe en las cosas de la Tierra, en los ciclos y estaciones y en aquello que fabricamos con nuestras manos y nuestra Mente.

Título original: *The Complete Book Of Incense, Oils & Brews*
Diseño de la cubierta: Maria Mazzara
Fotografía de la cubierta: Doug Deutscher
Edición, traducción y diseño interior: Edgar Rojas

PRIMERA EDICIÓN HECHA EN LOS ESTADOS UNIDOS
Primera impresión, 1997

Librería del Congreso. Información sobre esta publicación.
Library of Congress Cataloging-in-Publication Data

Cunningham, Scott, 1956-
    [The complete book of incense, oils & brews.   Spanish]
    Inciensos, aceites e infusiones: recetario mágico / Scott
    Cunningham.
      p. cm.
    Includes bibliographical references and indexes.
    ISBN 1-56718-930-X (trade paper)
      1. Magic. 2. Incense--Miscellanea. 3. Perfumes--Miscellanea.
  4. Essences and essential oils--Miscellanea. I. Title.
  BF1623.I52C8618 1997
  133.4'4--dc21   96-53045
                                                                         CIP

Llewellyn Español
Una división de Llewellyn Worldwide, Ltd.
P.O. Box 64383, Dept. 930-X
St. Paul, Minnesota 55164-0383, U.S.A.

Sobre el Autor

Las hierbas siempre jugaron un papel importante en la vida de Scott Cunningham, desde sus primeros experimentos relacionados con la fabricación de compuestos de incienso y saquitos mágicos hasta sus investigaciones sobre los aceites esenciales y la utilización de los mismos. Sus padres le animaron a que ejerciera la profesión de escritor y publicó varias novelas con anterioridad a la aparición de la primera obra no perteneciente al género de ficción, *Las Hierbas Mágicas* (1982).

Cunningham continuó escribiendo novelas de varios géneros, pero siempre retornó a su primer amor, la magia natural. Durante el tiempo en que vivió en California, realizaba con frecuencia viajes para estudiar las innumerables plantas que existen en la Naturaleza y los métodos que ayudan a estar en armonía con ella.

Después de una larga enfermedad, Scott murió en marzo 28 de 1993.

Para escribir a la editorial

Si quiere más información sobre este libro, u otras lecturas similares, favor envíe su correspondencia a Llewellyn Worldwide. La casa editora agradece su interés y sus comentarios en la lectura de este libro y sus beneficios obtenidos.

Favor escribir a:

Llewellyn Worldwide
P.O. Box 64383, Dept. K930-X
St. Paul, MN 55164-0383, U.S.A.

Para Morgana, Kahuna la´au of Hawai

Agradecimiento

Expreso mi gratitud a Marilee y Ed por permitirme una vez más tener acceso a su extensa biblioteca integrada por textos relacionados con las hierbas. Asimismo, agradezco a Marilee el haber compartido conmigo sus conocimientos de algunas de sus fórmulas en este libro.

Estoy especialmente agradecido a mi colega la autora M.V. Devine, quien ha permitido la reimpresión de algunas recetas de aceites e inciensos incluidas en su fascinante libro Brujería: *Un Estudio de la Magia Popular Mejicana-Americana*.

Asimismo, estoy en deuda con Ron Garst por su amable ayuda y buena disposición a la hora de intercambiar ideas sobre aceites e inciensos.

Doy las gracias a los numerosos amigos, lectores y críticos que me indujeron a completar la primera edición y me dieron ideas con relación a la edición revisada, y a Carl Weschcke de Llewellyn por darme la oportunidad de hacerlo.

También estoy sumamente agradecido a Annella de La Cueva de Cristal (Claremont, California), a Judy del Ojo de Gato (Long Beach, California) y a Karen de Magia de Luna (Littleton, Colorado) por haberme ayudado a conseguir ciertas hierbas y aceites raros.

Ciertamente he de expresar mi agradecimiento a aquellos autores que en el pasado dejaron impresos algunos de estos secretos a fin de que las generaciones futuras pudieran recoger los magníficos frutos que produce el trabajar en armonía con los fragantes tesoros de la Tierra.

Por último, debo expresar la gratitud que siento hacia Morgan (Dorothy), mi primera profesora, quien me enseñó los misterios de las pócimas, los inciensos y los aceites, cuando yo todavía no comprendía qué era aquello realmente.

Tabla de Contenidos

Prefacio de la Nueva Edición

Hace varios años llevé a cabo un trabajo sobre una serie de productos de perfumería con propiedades mágicas: inciensos, aceites, saquitos y otros preparados vegetales relacionados con lo oculto. Decidí incluir temas tan oscuros como las tintas y los ungüentos con el fin de hacer extensivo el interés del público a todos los aspectos de la utilización mágica de las hierbas. Terminé el libro en 1985 y el año siguiente Llewellyn publicó Magia de los Inciensos, Aceites y Pócimas.

Cuando envié este libro a la editorial, ya era consciente de que quedaba mucho por decir sobre este tema.

Posteriormente, seguí poniendo en práctica el arte secreto del uso de las hierbas. Conforme fueron aumentando mis conocimientos, supe que era preciso aumentar en gran medida la primera edición del presente libro.

Así nació este volumen. Contiene la mayor parte de la información incluida en la primera versión, pero la presentación de la misma es más completa. Se han añadido más de cien fórmulas nuevas, y la mayor parte de las recetas contienen unas indicaciones sobre las proporciones, que numerosos lectores de la primera edición del presente libro deseaban conocer.

Todos los capítulos han sido escritos de nuevo, con mayor claridad. Asimismo, se han añadido varias secciones y capítulos nuevos.

En el cuarto capítulo, **Los Ingredientes**, se examinan las sustancias botánicas y los aceites, corrientes y raros, que se utilizan en la creación de los compuestos de hierbas. También se recomiendan determinadas sustituciones.

El quinto capítulo, **Creando sus Propias Recetas**, es una guía con explicaciones en profundidad e instrucciones paso a paso.

La sección **Tinturas** analiza el arte de captar la fragancia de las plantas utilizando el alcohol, una alternativa sencilla y fácil de llevar a la práctica a la que se puede recurrir en lugar de la extracción de aceite.

Bajo el título **Jabones Rituales**, se describe un sencillo método para fabricar jabones con diversas finalidades mágicas, sin la utilización de lejías o grasas.

En la sección **Polvos**, se examina la composición y los usos de ciertas mezclas de hierbas finalmente trituradas.

Capítulo 13 de la última edición. La introducción incluye un largo ejemplo de una auténtica sustitución mágica. Las tablas han sido ampliadas. Una característica original del presente libro es la inclusión de una lista de Sustituciones específicas como por ejemplo, Tabaco en lugar de Hierba Mora y Cedro en lugar de Sándalo.

Hay, además, un Glosario en el que se definen diversos términos, un Índice Botánico con todas las plantas y sus nombres en latín para mayor claridad y un Índice final.

Estos son los principales añadidos a la primera edición.

El manuscrito de esta edición casi dobla en extensión a la anterior. Aunque naturalmente aún sigo aprendiendo, me parece que *Inciensos, Aceites e Infusiones*, bien puede considerarse una amplia introducción al tema.

Si deseamos enterarnos de los secretos de la Tierra, habremos de centrar nuestra atención en las plantas, las flores y los árboles. Este libro y los afines al mismo son las señales que nos marcan el camino.

Así pues, conozca las plantas, déjelas entrar en su vida y descubra sus energías. Mientras el incienso arde sin llama, las pócimas burbujean y los aceites dejan escapar su fragancia, solicite sus energías.

Los procedimientos rituales realizados con hierbas son un don de nuestros antepasados remotos, un arte antiguo y conmovedor. Hay grandes secretos a la espera de ser descubiertos.

Scott Conningham
San Diego, California
Octubre 31, 1987

Introducción

Durante muchos milenios nuestros antepasados han utilizado hierbas para crear una gran variedad de sustancias mágicas. Ungüentos preciados, guardados en secreto en el interior de cuernos o de tarros de cristal, se untaban en el cuerpo con el fin de realizar transformaciones mágicas. Las pócimas se bebían o untaban para alejar el mal y lo negativo, y las cortezas y maderas aromáticas eran arrojadas sobre las brazas con el fin de que dejaran escapar su aroma y sus poderes.

A menudo se mantenían en secreto las auténticas fórmulas de tales ungüentos, saquitos, pócimas, inciensos y aceites, encerrados en los libros de hechizos de las brujas y en los grimorios de los magos y en los lugares más recónditos de la mente humana. Cuando uno entraba a formar parte de los círculos iluminados de los "sabios", dichas recetas eran reveladas y el estudiante podía servirse de ellas en los ritos, los hechizos y la vida cotidiana.

Actualmente, mientras se desvelan los secretos a fin de que todos puedan tomar parte en los antiguos procedimientos mágicos, se hace más necesaria la existencia de un libro amplio y serio de fórmulas mágicas que satisfaga las necesidades de quienes desean mezclar las viejas pócimas e inciensos, no solo con fines mágicos sino también por el simple placer de hacerlo.

Para tener bien surtida la despensa mágica, es preciso trabajar en la fabricación de inciensos, la combinación de aceites y la mezcla de hierbas. Para muchos representa un gran placer alinear sus fuerzas y fundir sus energías mientras mezclan hojas y aceites; pero muchas más personas parecen desconocer por completo semejantes actividades.

Ello me decidió a escribir este libro. Muy pocos parecen saber cómo fabricar los inciensos que en otros tiempos jugaron en la magia y la religión un papel mucho más importante que los aceites. Y a pesar de que nos ha llegado una imagen estereotipada de la bruja con el caldero y la pócima, da la impresión de que el arte de la realización de pócimas está desapareciendo entre nosotros con la misma rapidez que el de la fabricación de ungüentos.

Por tanto, este libro es una guía que contiene métodos poco conocidos del arte culinario mágico. Los productos resultantes no llenan el estómago, pero enriquecen y mejoran nuestras vidas y las de aquellos que amamos.

No es necesario decir que aquí no figuran recetas para echar maldiciones ni para hacer el "mal", tal como ocurre en otros libros.

Asimismo, conviene señalar que estas recetas proceden principalmente de fuentes mágicas europeas y wiccanas. Se han suprimido las denominadas fórmulas vudúes, dado que otros libros se ocupan de ellas (consulte la Bibliografía). También se han excluido recetas que han aparecido publicadas con mucha frecuencia durante estos últimos cincuenta años.

Algunas de las fórmulas incluidas en este libro me fueron dadas por profesores, otras proceden de viejos manuscritos, algunas eran compartidas por amigos o surgieron al producirse la necesidad. Ciertas fórmulas son muy antiguas, pero todas ellas funcionarán si se preparan, se les confiere poder y se utilizan adecuadamente.

El mejor sistema para tener un conocimiento profundo de las hierbas y su magia es trabajar con ellas. Déjese enseñar por ellas. La fabricación de inciensos, aceites y pócimas es uno de los medios más sencillos y productivos para aprender la magia de las hierbas.

La magia ha de ser práctica. Si necesita un incienso protector a las tres de la madrugada, deberá prepararlo usted mismo. Este libro le abre una vía para llevarlo a cabo.

A algunos puede parecerles curioso que en estos tiempos de increíbles avances tecnológicos muchos se fijen en la Madre Tierra, las hierbas y la magia. El caso es que se están programando computadoras para que se lancen hechizos, se investigan runas a la luz de los resplandecientes tubos de los rayos catódicos y la gente esta a la espera de que la magia los deslumbre.

Pero los guardianes de las viejas costumbres (las brujas, los magos y los hechiceros) vierten aceites esenciales en tinas llenas de agua caliente, queman incienso y beben pócimas. Urden hechizos utilizando hierbas, gestos y palabras, sirviéndose de los sencillos pero grandes poderes que encierran los productos de la naturaleza. El poder brilla, hay magia.

Como la magia de las hierbas es algo natural, solo precisa de instrumentos que ofrece la Naturaleza. Los más poderosos son los que aparecen en este libro: el incienso protector, el aceite del amor, el baño curativo. Con estos instrumentos podemos transformar nuestras vidas y, por tanto, podemos cambiar nuestra forma de ser.

¡Que las transformaciones que usted realice sean para bien!

Parte I

Los Fundamentos

❖❖❖❖❖❖❖❖❖

ADVERTENCIA

Para la realización de algunas de estas recetas se precisan ciertos ingredientes peligrosos. Junto a tales fórmulas aparece la palabra cuidado. Asimismo, hay un asterisco (‡) al lado de todas las sustancias que acarrean riesgo.

Estas hierbas (Beleño, Eléboro, Tejo, etc.) son venenosas y podrían producir un desenlace fatal, si fueran comidas, bebidas, untadas en la piel abierta o inhaladas (al quemar un incienso elaborado con las mismas). Hay que tener cuidado a la hora de utilizar tales ingredientes.

En realidad, es más seguro no utilizarlos en absoluto. Tanto la venta como la utilización de las citadas hierbas nocivas están sujetas a restricciones legales, por lo que la simple posesión de muchas de ellas podría entrañar riesgos.

En este libro se han incluido recetas que contienen tales hierbas por su carácter tradicional, pero aparecen suficientes advertencias para que todo aquel que sea lo bastante necio como para probar una mezcla tóxica tenga conocimiento de los daños que puede generar.

Este libro no pretende ser un instrumento de asesoramiento legal, médico o psicológico. Si necesita ayuda al respecto, consulte a un abogado, un médico o un psiquiatra.

Capítulo 1

LA MAGIA

La magia es un subproducto de la ciencia más antigua, mucho más antigua que la astronomía, la química o la biología. Forman parte de esta "ciencia" las primeras investigaciones sobre la naturaleza. ¿Por qué se sucedían las estaciones? ¿Qué hacía subir y bajar el nivel del mar? ¿Por qué nacían y morían todas las criaturas vivientes?

La Magia, o utilización de las energías naturales para producir los cambios necesarios, surgió cuando los primeros humanos descubrieron la existencia de unas fuerzas invisibles a su alrededor. Los humanos fueron conscientes de los efectos de la gravedad, la electricidad y el magnetismo mucho antes que la acuñación de tales términos. Las nueces caían al suelo. Los rayos derribaban los árboles. Si uno acariciaba las pieles de ciertos animales cuando había sequedad en el ambiente, saltaban chispas y, algo muy extraño, algunas rocas metálicas atraían trocitos de hierro.

Pero se descubrieron más cosas de las que han pasado a formar parte de la ciencia. Percibían ciertas conexiones entre los seres humanos y ciertos lugares específicos, entre el hombre y la Tierra.

Igualmente, intuían la existencia de ciertas fuerzas que residían en el interior de las plantas, los animales y las piedras. Se daban cuenta que había ciertas energías en el interior de sus propios cuerpos, capaces de moverse según sus deseos y necesidades.

Inciensos, Aceites e Infusiones

La magia fue surgiendo a lo largo de muchos siglos de experimentación, errores e inspiración. Evolucionó hasta convertirse en un instrumento de poder personal, una herramienta con un potencial fantástico tanto para proporcionar ayuda como para producir daño.

El poder de la magia brota de la propia Tierra, de las estrellas y de los cuerpos celestes. Reside en el interior de los vientos, las rocas y los árboles; en las llamas, el agua y en nuestro cuerpo. Poner la magia consiste en despertar y dirigir tales fuerzas.

La magia de las hierbas es una especialidad de la misma que se sirve del poder de las plantas. Es el dominio de los inciensos, los aceites, los baños, las pócimas y las tinturas. Una actividad mágica relacionada con las hierbas puede ser algo tan sencillo como untar un aceite esencial en una vela de color, colocar la vela en un soporte, encenderla y visualizar una necesidad mágica.

Si la ceremonia es más compleja, pueden utilizarse varias velas y muchos aceites e inciensos. Además habrá cánticos y los oficiantes vestirán ropa de ceremonias, todo en armonía con el objetivo de la ceremonia. La magia de las hierbas puede ser sencilla o compleja. Usted será quien lo decidirá.

Se trata de un arte personal. Ciertamente, es una actividad en la que el practicante ha de tomar parte. Los magos de butaca no consiguen unos buenos resultados. En cambio, aquellos que están dispuestos a ensuciarse las manos y hacer verdadera magia con las hierbas, pronto verán como mejoran ellos mismos sus vidas.

Este libro es un compendio de recetas y procesos rituales basados en la utilización de las hierbas. Aunque estas mezclas encierran unas energías en su interior, resultan mucho más efectivas si se utilizan en combinación con unos ritos sencillos.

Si usted es nuevo en esto de la magia, tal vez se diga a sí mismo: "Maravilloso, pero ¿cómo he de utilizar estas cosas?".

Aunque en la Parte II se indica el modo de empleo de los distintos tipos de mezclas, se hace necesario dedicar unas páginas a los fundamentos de la magia.

No Dañar a Nadie

¿Qué le parece esta introducción? Es la Regla básica e implacable de todo tipo de magia; no dañar a nadie. Ni así mismo, ni a sus enemigos; a nadie.

A mi entender la magia es un acto de amor, un sistema para iluminar y organizar la vida. Así lo entienden la mayoría de los practicantes. Pero no todos.

Hay quienes se dedican a la magia porque piensan que es un arma importante que pueden utilizar en contra de aquellos jefes que les reprenden, de los amigos y compañeros infieles y de enemigos imaginarios.

Pronto aprenden la verdad.

Si lo que desea es controlar o manipular a las personas para que acaten su voluntad, la magia no es para usted. Si desea dañar, herir o incluso matar a alguien, la magia no es para usted. Si desea obligar a un hombre o mujer a enamorarse de usted, la magia no es para usted.

Hay quienes intentan hacer esas cosas con ayuda de la magia durante cierto tiempo. Luego, por una razón u otra, se van perdiendo en la oscuridad.

Algunos magos que se dedican al ejercicio del mal piensan que pueden embrujar a otras personas sin que les ocurra nada a ellos. Creen estar bien protegidos.

Tal vez gocen de cierta protección mágica que rechace la fuerza negativa procedente del exterior. Ahora bien, estos guardianes mágicos no tienen poder para defenderlos del ataque que los derribará al final. Y ¿de dónde viene esta "maldición?". De adentro.

La práctica de la magia nociva despierta los aspectos más oscuros y peligrosos del ser. Ningún superhéroe ha de recurrir a las maldiciones de un mago malvado para corregir las injusticias. Ninguna princesa necesita tocar a nadie con una varita mágica. Quienes hacen mal uso de la magia, se maldicen así mismo. Para hacerlo han de liberar una poderosa corriente de energías negativas que existe en su interior. Este maleficio —tarde o temprano— acaba repercutiendo en casa.

Inciensos, Aceites e Infusiones

Así que, si usted ha pensado alguna vez en utilizar la magia de este modo ¡Piénselo otra vez! Ya ha sido advertido.

Existen otras formas más sutiles de hacer mal uso de la magia, como amenazar o intimidar a alguien diciendo que usted puede maldecir. Ello constituye una violación de la regla que consiste en "no hacer daño a nadie" (incluso aunque no tenga la intención de realizar tal acción). El hecho de dañar a alguien psicológicamente es tan negativo como el hacerlo psíquica y físicamente.

Asimismo, el prometer a un hombre o una mujer que les va a enseñar los secretos de la magia con el fin de conquistarlos, es otro camino seguro que conducirá a la propia ruina.

Todo esto es una realidad, no se trata de opiniones personales. A usted le toca elegir.

Trabajar para los Demás

Supongamos que un amigo suyo está enfermo y usted desea ayudarlo. Antes de realizar alguna ceremonia para curar a su amigo, es mejor que le pregunte si lo desea. Acate sus deseos.

Lo mismo hará con todas las ceremonias que desee realizar para otra persona. Obtenga permiso por adelantado, aún cuando el otro se lo dé riendo. El que usted haga magia positiva para una persona sin que ésta lo desee (o en caso de que la persona no esté preparada para tales resultados) es una manipulación.

Así pues, antes de mezclar las hierbas pida permiso con el fin de asegurarse de que no hace daño a nadie.

El Objetivo

Proteger el hogar. Una buena salud, amor, dinero. Estos son los objetivos o los fines de la magia.

El objetivo es la parte esencial de toda magia. Sin objetivos, no hay necesidad de celebrar ninguna ceremonia. Los objetivos no siempre son terrenos. Algunos ritos han sido creados para ayudar al mago a sintonizar con la espiritualidad, con la divinidad. Otros han sido ideados para afianzar la conciencia psíquica (la mente inconsciente).

Cuando el objetivo aparece ante el mago, éste por lo general dará los pasos que haya que dar a nivel físico para conseguirlo y si estos medios fallan, realizará determinados ritos.

Evidentemente, no es posible lograr ciertos objetivos valiéndose de unos medios normales. En tales casos, se recurre a la magia.

El Poder

El poder que opera en la actividad mágica está en el interior de nuestro cuerpo así como dentro de las hierbas, las piedras y otros productos naturales de la Tierra. No es algo satánico, peligroso o maligno. Tampoco es algo sobrenatural. El poder mágico es el poder de la vida misma.

Después de hacer ejercicio durante un período prolongado de tiempo, nos sentimos cansados. ¿Por qué? La razón es que el cuerpo ha liberado una gran cantidad de energía.

Las flores mueren prematuramente cuando son arrancadas del suelo. Ya no reciben energía de la Tierra (en forma de elementos nutritivos). Esta es la energía utilizada en la magia de las hierbas: un poder personal y el poder que reside en las plantas. Al combinar estas dos fuerzas, al moverlas desde dentro hacia fuera y darles un objetivo y dirección, los magos que operan con hierbas consiguen producir los cambios necesarios.

En la magia de las hierbas, o en cualquier tipo de magia, hemos de desarrollar y liberar esta energía. Existen numerosos métodos para lograrlo. Uno de los más eficaces es valerse de las emociones.

¿Por qué realizamos un rito mágico? El motivo suele ser una necesidad. Si se necesita y se desea algo con suficiente intensidad, el poder personal se halla centrado en ese fin. Al mezclar un incienso, uno mezcla este poder. Al encender una vela, uno la enciende con ese poder.

Muchos ritos resultan ineficaces precisamente porque el mago no se concentra en el trabajo que tiene entre manos. O, porque él o ella necesitaban algo, pero no lo deseaban. En ambos casos, no se produce una transferencia adecuada del poder personal al incienso, al aceite o la pócima, por lo que el preparado resulta ineficaz.

Ello no quiere decir que las hierbas y los perfumes no sean poderosos por si solos. Lo son. Pero al igual que un coche no se mueve si no ha sido puesto en marcha, las mezclas de hierbas han de "ponerse en marcha" con el poder personal para, de ese modo, entrar en movimiento.

Ahora vamos a dar unos cuantos consejos prácticos: Concéntrese en el trabajo que esté realizando. Si está moliendo romero para utilizarlo como ingrediente de un incienso curativo para un amigo, visualice a su amigo en un estado saludable. Cuando mezcla aceites para conseguir dinero, concéntrese en el dinero mientras realiza esta actividad.

Si usted es capaz de crear unas imágenes mentales claras, realice ejercicios de visualización mágica al hacer los preparativos y durante la celebración de la ceremonia. Perciba en el ojo de su mente la eficacia de la mezcla. Visualice el cumplimiento de su función. Ello conducirá su poder personal hasta las hierbas. En los ritos, las energías que liberan las hierbas se combinarán con las suyas propias para satisfacer su necesidad mágica.

La visualización mágica es el mejor sistema para poner en marcha las mezclas de hierbas, pero no se preocupe si no es capaz de visualizar adecuadamente. Simplemente concéntrese en el objetivo deseado. Las hierbas cumplirán su función.

El Altar

El altar es el centro de las prácticas mágicas. Dicho centro no ha de ser necesariamente una capilla religiosa, si bien los poderes que se utilizan para hacer magia son la base de todas las religiones (son la llave que abre las puertas de la magia, la religión y la naturaleza divina). El altar es sencillamente una superficie plana en la que se puede trabajar con hierbas y efectuar ritos mágicos.

Aunque la magia puede y debe practicarse en cualquier lugar, según se precise (preferiblemente al aire libre), si se hace magia en el interior de un edificio, habrá que reservar un lugar específico para ello. Es aconsejable preparar un altar permanente o acondicionar un lugar de trabajo. Solo se necesita una mesa pequeña, la parte superior de un aparador o una mesita situada en un rincón poco llamativo. Lo ideal sería que estuviera en un lugar donde sea posible dejar determinados objetos durante varios días, pues algunos hechizos han de durar cierto tiempo.

Aunque algunos de los magos que utilizan hierbas cubren sus altares con paños de colores, no es necesario hacerlo. Tampoco lo es el uso de artículos de fantasía para el altar como los incensarios caros y los candelabros de plata. Sólo se necesita una superficie plana (a ser posible de madera).

Si desea que haya sobre el altar unas velas encendidas, que simbolicen la existencia de unos poderes superiores, enciéndalas. Y lo mismo puede afirmarse de las ofrendas florales a los dioses (o aquello que usted considere una Divinidad). Para obtener mejores resultados, es conveniente que la magia le satisfaga a nivel personal, por lo que ha de crear un altar que le motive.

Cronología

En el pasado, cuando los humanos vivían en armonía con la naturaleza, se daba una enorme importancia a la cronología de las actividades mágicas. Los sortilegios del amor (y todos los ritos constructivos) se realizaban durante la Luna Creciente (entre la Luna Nueva y la Luna Llena) y los sortilegios relacionados con la eliminación de enfermedades, plagas y problemas, al menguar ésta (período entre La Luna Llena y la Luna Nueva).

Asimismo, cuando se trataba de decidir cuál era el momento más ventajoso para la celebración de una ceremonia mágica, a veces se tenían en cuenta las horas del día, los días de la semana y las estaciones del año. Si el mago sabía mucho de astrología, también se examinaban las posiciones de los planetas.

La cronología de las actividades mágicas por su complejidad no estaba al alcance de gente corriente que practicaba magia hace algunos siglos. Si un bebé enfermaba, su madre no aguardaba dos semanas hasta la fase lunar adecuada. Echaba un sortilegio cuando era necesario, pues sabía que ello constituiría una ayuda.

Un Hechizo Fundamental

Una ceremonia curativa servirá para mostrar cómo opera la magia. Si este hechizo va destinado a un amigo, deberá pedir permiso a esta persona y habrá de ser autorizado por ella para hacer el hechizo.

Lleve a su altar un incienso y un aceite curativos y una vela de color morado o azul. Encienda un trozo de carbón ante el altar, mientras su mente permanece tranquila y serena (y la habitación está silenciosa). Coloque el carbón dentro del incensario y espolvoree un poco de incienso sobre el carbón. Mientras éste asciende formando poderosas nubes de fragancia, trate de centrar su mente en la curación que ha fijado como objetivo mágico.

Visualice así mismo (o a su amigo enfermo) con gran claridad. No vea la enfermedad, visualice una salud perfecta. Si entran en su mente pensamientos relacionados con la enfermedad, bórrelos inmediatamente; no harán sino estorbar el buen desarrollo de la operación mágica.

Abra el recipiente con el aceite y moje en él dos dedos de su mano derecha, mientras se concentra pensando en usted o en su amigo. Sujete la vela con la otra mano y extienda el aceite sobre la vela, empezando por la parte superior donde está la mecha, descendiendo hasta el centro, y luego subiendo desde la base hasta el medio, de tal forma que la totalidad de la vela quede cubierta de una fina y brillante capa de aceite.

Mientras lo unta, usted está comunicando a la vela su poder personal y el poder que existe dentro del aceite. Sienta como estos poderes se convierten en uno con la vela. Perciba cómo se funden junto con su imaginación mágica. ¡Visualícelo!

Sujete la vela al tiempo que invoca aquellos poderes o divinidades con los que se siente a gusto y les pide que ayude a la curación de la persona.

Coloque la vela en el candelabro. Eche más incienso en el incensario. Encienda una cerilla y prenda la vela. Observe la llama durante unos segundos. Visualice esa imagen de salud perfecta. Luego, abandone esa zona. Mientras lo hace, elimine de su mente todos los pensamientos relacionados con el rito.

Algunos magos especializados en hierbas siguen considerando que la cronología es importante, pero pienso que, salvo en algún caso raro, esta idea pertenece al pasado. En la magia trabajamos con energías universales canalizadas a través de nuestros cuerpos, de las hierbas y de los colores. Son energías universales en cuanto a su origen, su alcance y su influencia.

Si alguien dice que no puede realizar cierto rito para atraer la prosperidad porque la Luna está menguando, les digo que otra luna que gira entorno a otro planeta está creciendo, y que las dos lunas se contrarrestan entre sí.

De este modo veo yo la cronología mágica. Pero aquellos que consideren que todo es un prerrequisito, tienen libertad para seguir los antiguos procedimientos.

Instrumentos

Los instrumentos que se utilizan para hacer magia pueden encontrarse en el hogar, o fabricarse fácilmente. Para llevar a cabo la mayoría de las operaciones y procedimientos mágicos, bastará este reducido número de instrumentos.

— Un mortero y una mano de almirez (para moler la hierbas)
— Una vasija de barro (para mezclar)
— Una cucharita (para el incienso)
— Un incensario (para quemar el incienso)
— Varios cuentagotas (para mezclar los aceites)
— Una cacerola que no sea metálica (para hacer las pócimas)
— Varios embudos pequeños (para los aceites)
— Carbón de leña autoinflamable (vea el Apéndice 2 sobre el Incienso de la Parte II de este libro)
— Una estopilla (para colocar las pócimas y las tinturas)
— Un tejido de algodón y de lana de colores (para los saquitos)
— Velas y candelabros
— Una gran cantidad de tarros (para almacenar los productos elaborados a base de hierbas)

Inciensos, Aceites e Infusiones

Deje arder la vela tanto tiempo como quiera. Si sale de casa, apague la llama con los dedos o con un apagavelas (apagar las velas soplando se considera una afrenta al elemento Fuego). Vuelva a encender la vela al regresar al hogar.

Este rito sencillo puede repetirse varios días seguidos o bien llevarse a cabo una vez. Al hacer magia descubrirá el número de veces que ha de repetir la operación para que el objetivo mágico se cumpla de un modo satisfactorio.

Algunos magos acompañan los hechizos de música y baile, o utilizan sustancias embriagantes (no recomendable), extraños accesorios y muchos otros elementos. La ceremonia básica de las velas encendidas puede sufrir un número infinito de alteraciones.

¿Cómo funciona? Desde el momento en que usted selecciona el incienso y el aceite que ha de utilizar* hasta el momento de encender la vela, está poniendo ciertos poderes en movimiento. Al concentrarse en el objetivo (la curación, en este caso) está comunicando poder, pues la concentración es poder.

Mientras unta la vela con un aceite lleno de energía y visualiza a la persona (o se visualiza así mismo) en perfecto estado de salud, le está comunicando energía procedente del aceite y también de usted mismo, extraída del almacén de poder personal que nos mantiene vivos.

El humo del incienso crea el ambiente, enviando montones de vibraciones curativas, que son absorbidas por la vela.

Cualquier invocación o plegaria dirigida a los seres superiores contribuirá a sintonizar el hechizo con sus necesidades mágicas, y también hará que aumente la energía.

Mientras arde la vela, el poder que usted ha concentrado en el interior de la misma se libera lentamente a través de la llama. La cera pasa del estado sólido, al líquido y al gaseoso, un proceso milagroso de por sí. Al mismo tiempo, la energía y el poder que usted ha vertido en la vela se liberan y prosiguen velozmente su camino.

---

* O bien al seleccionar los ingredientes para el incienso y el aceite, en el caso de que carezca de mezclas apropiadas.

Una vez que haya adquirido alguna práctica, un hechizo de estas características no habrá de durar más de 10 ó 15 minutos. No es necesario realizar una inversión tremenda en instrumentos y atributos. Ahora bien, va a necesitar una amplia reserva de hierbas, incienso y aceites, pero éste es el tema del presente libro.

Este hechizo básico puede utilizarse para cualquier necesidad mágica. Si tiene que hacer pagos, utilice una vela verde, un aceite y un incienso relacionados con el dinero, y visualice pagando cuentas: haciendo talones para pagarlas o poniendo sobre ellas un sello con la palabra "pagado".

Si lo que busca es amor, visualícese en compañía del/la compañero/a perfecto/a (recuerde: nadie en concreto) al tiempo que usted quema el incienso del amor.

La magia no es algo instantáneo o automático. No se trata de dar una palmada pensando que su vida se va a arreglar de la noche al día. Sus actividades mágicas han de estar apoyadas por el esfuerzo físico.

Lo cierto es que todos los hechizos contenidos en la totalidad de los libros mágicos que hay en el mundo, no le van a ayudar a encontrar un empleo si usted permanece sentado en casa todo el día, sin mirar anuncios de ofertas de empleo ni salir a buscar uno. Eso mismo sucede en verdad con todos los tipos de magia.

La magia es un arte que lo abarca todo. Si usted está deseoso de gastar energía psíquica, también ha de estar dispuesto a realizar esfuerzos físicos. Al hacerlo, sus necesidades mágicas se convertirán en firmes realidades.

Capítulo 2

Sobre las Proporciones

La mayoría de las recetas incluidas en la primera edición de este libro no indican las proporciones. Yo explicaba que la magia de las hierbas es un arte personal e incitaba a los lectores a determinar por sí mismos las cantidades de los diferentes ingredientes.

Gran parte de los lectores que me han escrito desde la aparición de la primera edición (además de algunos críticos) han dicho que les gustaría que se incluyeran las proporciones en las recetas. Así pues, la mayoría de recetas de esta edición revisada contiene unas indicaciones sobre las proporciones. Ahora bien, no se trata de unos mandamientos sagrados, son simples sugerencias.

Algunas escuelas de magia consideran que, para obtener los mejores resultados, es preciso seguir estrictamente el recetario. Muchas recetas pertenecen a esta magia de "recetario de cocina", pero esto no es necesariamente lo más deseable, ni siquiera es siempre posible. La mayoría de los cocineros cuentan con unas grandes reservas de ciertos ingredientes básicos como harina, sal, especias, huevos y aceite vegetal, en cambio la mayoría de los ingredientes utilizados en los compuestos mágicos de hierbas son difíciles de conseguir o tienen un costo prohibitivo.

El mago que insiste en utilizar cantidades exactas de los ingredientes necesarios para la fabricación del Incienso del Espíritu, seis gramos por ejemplo, podría llegar a gastar unos US$40.00 o más en su composición. La madera de áloe se vende actualmente a unos US$30.00 la libra (si se encuentra). (Hace unos cuantos años se vendía a unos US$5.00 el gramo).

Un experto en hierbas que sea intuitivo, (en lugar de seguir rigurosamente las reglas) solo añadirá un pellizco de madera de áloe, evitando gastar un producto caro con el único fin de seguir con "gran precisión" la receta del incienso. O bien, lo sustituirá por otro ingrediente. (Ver Parte III: Las Sustituciones).

Puede seguir estas recetas tal como han sido escritas, pero recuerde que las proporciones son meras sugerencias. Como dije en la primera edición: tenga en cuenta que aún cuando se indicaran las proporciones exactas en todas las recetas, con frecuencia usted tendría que adaptarlas con el fin de compensar la falta de determinados ingredientes, pues podría suceder que no tuviera sándalo en cantidad suficiente, o que el tarro de romero que guarda en su despensa mágica estuviera totalmente vacío, o que le faltaran unos frascos con aceite de tonca y pachulí.

Si decide variar las cantidades de los ingredientes de una receta, es aconsejable que anote las proporciones elegidas a fin de que pueda consultarlas en el futuro.

No dude en hacerlo, pues si descubre la fórmula de un aceite maravilloso, sin anotar las proporciones, tardará semanas en volver a producirlo, si es que alguna vez lo consigue.

Cuando empecé a hacer magia con hierbas, realicé una mezcla para un saquito (que todavía poseo) de un olor delicioso. Al ser novato, no tuve en cuenta las advertencias de mi profesor, quien me había dicho que debía anotar las recetas y las proporciones. Olvidé la mezcla detrás de una estantería durante seis meses. Cuando la encontré, traté de reproducirla, pero me fue imposible. Hoy (19 años después) sigo sin haber descubierto el secreto.

Otro factor que se tiene en cuenta es la cantidad a producir. ¿Una onza o una libra?* He aquí algunas sugerencias:

---

* Onza = 28.35 gr.
  Libra = 453 gr.

Por lo general, si hace la receta por primera vez, es mejor preparar cantidades pequeñas hasta utilizarlas y comprobar su eficacia. Con ello evitará cometer errores que pueden salirle caros.

El incienso suele fabricarse en cantidades no superiores a una taza, aproximadamente, pues en las ceremonias sólo se precisa quemar una pequeña cantidad. Se conserva bien en tarros herméticamente cerrados.

Cuando haya perfeccionado las recetas, puede, si así lo desea, producir una libra o incluso una cantidad superior con el fin de tener existencias a mano.

Para la fabricación de conos, palitos o bloques de incienso, siga las mismas instrucciones: al principio pequeñas cantidades. Cuando domine a la perfección los procesos de inmersión y moldeado, es preferible producir grandes cantidades de estos artículos, pues su fabricación resulta larga y complicada.

El papel de incienso es fácil de fabricar sea cual fuere la cantidad deseada.

Los aceites se fabrican mezclando aceites auténticos esenciales con una base equivalente a 1/8 de taza de algún aceite vegetal. Esta es una cantidad suficiente para empezar.

Cuando haya quedado satisfecho con la mezcla obtenida, puede fabricar una cantidad mayor con las mismas proporciones que usted utilizó en un principio. ¿Comprende por qué hay que tomar nota de las recetas?

Los ungüentos, las pócimas y las tinturas suelen fabricarse en cantidades mínimas, por lo que mezclar grandes cantidades supone un gasto inútil.

Las pócimas dejan de ser efectivas al cabo de unos días (es posible que enmohezcan si se guardan más tiempo), así que prepárelas en pequeñas cantidades.

Los jabones rituales habrán de fabricarse en las cantidades indicadas en las recetas de dicha sección.

En cuanto a las tintas, sales de baño, baños de hierbas y polvos, produzca las cantidades que considere conveniente. Ello dependerá de la frecuencia de su uso.

Los amuletos de hierbas (saquitos) se fabrican siempre que sea necesario. No se deben almacenar.

Tenga presente que en caso de producirse una emergencia puede utilizar un incienso o aceite, cargarlo de poder (vea el Capítulo 3) sin anotar las cantidades. Yo a veces me he limitado a preparar unas cuantas cucharaditas de incienso para un caso particular. Eso está muy bien, pero si tiene tiempo, tome nota de todo.

Si decide modificar a su gusto las cantidades de los diferentes ingredientes que figuran en estas recetas, tenga confianza en sí mismo. Aprenda también de sus errores, pero fíese de su intuición a la hora de realizar las mezclas. Por ejemplo, si le parece que no es correcta la cantidad de olíbano que yo sugiero para el Incienso de Luna Llena, le aconsejo que vaya añadiendo olíbano hasta que le parezca que huele bien.

Y lo mismo digo con relación a las antiguas reglas mágicas.

Capítulo 3

Ritos para el Poder

E n el arte del uso mágico de las hierbas nos servimos de los poderes que existen en el interior de las plantas para expresar los cambios necesarios. Efectivamente, las hierbas contienen energías que podemos utilizar para mejorar nuestras vidas.

No basta con estos poderes. Debemos comunicar nuestro poder personal a las hierbas y a las mezclas producidas con las mismas. Sólo si combinamos las energías de las plantas con las humanas, será plenamente efectiva la magia de las hierbas.

Hace tiempo que se sabe que las hierbas poseen ciertas energías que sirven para casos específicos. La Lavanda purifica, el Romero atrae el amor, el Sándalo eleva la espiritualidad y la Milenrama aumenta la conciencia psíquica.

Muchas hierbas como el Romero, tienen varios usos. Un incienso curativo cuyo ingrediente principal tenga esta hierba ha de crearse con unas energías estrictamente curativas. Al hacerlo, se reconduce la capacidad de purificar, proteger e inducir al amor que tiene el Romero y se orienta hacia la curación. Para ello se crea una mezcla adaptada a las necesidades y se le comunica el poder personal imbuído del objetivo mágico.

Para referirse a este proceso se utilizan expresiones como dar poder, cargar o encantar. Para tal fin puede utilizar el encantamiento descrito en *La Enciclopedia de las Hierbas Mágicas de Cunningham* o servirse del siguiente rito. No se puede decir que uno de los dos sistemas sea mejor que el otro. Y si no le dicen nada, pueden crear su propio rito.

En realidad, no se precisa ningún rito para comunicar poder personal a las mezclas de hierbas. Si es capaz de visualizar, limítese a tocar las hierbas (o sujete una botella con las hierbas) y envíe su energía a las mismas. Conviene señalar que el rito es un instrumento muy efectivo. Nos permite:

— Centrarnos en la operación mágica (en este caso dar poder)
— Generar energía en el interior de nuestros cuerpos
— Desplazar la energía hacia la mezcla
— Grabar en nuestra mente consciente la idea de que la operación se ha llevado a cabo, aplacando de ese modo nuestras dudas.

Ponga en práctica diversos ritos cuya finalidad sea dar poder, hasta descubrir uno cuyos resultados sean satisfactorios.

Preparaciones

Prepare la mezcla en una botella o vasija de barro. Este rito para dar poder, se lleva a cabo con el producto acabado, no con los ingredientes en estado puro.

Cuando comunique poder a sus mezclas, ha de estar solo. Si otras personas están presentes en su hogar, váyase a un lugar tranquilo o enciérrese en una habitación. Asegúrese de que no va a tener ninguna interrupción durante algunos minutos.

Antes de empezar el rito, cierre los ojos durante diez segundos, más o menos, y respire lentamente con el fin de relajar su mente consciente y de prepararse para la transferencia de poder.

Abra los ojos y empiece.

El Ritual

Encienda una vela cuyo color encaje con las características de la mezcla: azul para las curaciones, blanco para la purificación, rojo para el amor. Consulte el Apéndice 1, que contiene una lista de los diferentes colores y sus efectos mágicos.

Sujete con las manos la vasija con la mezcla, perciba las energías, no definidas, que ésta contiene.

Visualícese con el poder que desea para la mezcla. Por ejemplo, contémplese rebosante de salud y vitalidad, o felizmente enamorado.

Esto puede ser difícil. Si no es experto en visualizaciones, simplemente perciba su necesidad mágica. Suscite las emociones que debe sentir teniendo en cuenta la finalidad de la mezcla. Si está enfermo, sienta cuán hondo es su deseo y necesidad de sentirse bien.

Ahora empiece a generar poder personal. Para ello puede tensar los músculos despacio, comenzando por los pies. Cuando todo su cuerpo esté tenso, visualice (o sienta) cómo el poder se concentra en sus manos.

Mientras siente en sus manos cierto hormigueo producido por la energía, visualice como entra a raudales en la mezcla, tal vez a modo de filamentos de luz trémula, de color blanco violáceo, que parten de las palmas de las manos y penetran en las hierbas. Puede que desee visualizar esta energía en una tonalidad similar a la de la vela, por ejemplo, azul para las curaciones.

Si le resulta difícil imaginarlo, declare con voz firme sus intenciones mágicas. Por ejemplo, en el caso de que haya preparado una mezcla para un baño curativo, puede decir algo así:

> *Te exhorto por el Sol y la Luna*
> *A que elimines la enfermedad,*
> *A que limpies sus causas y cures.*
> *Esto va a suceder!*

Un incienso protector puede cargarse de poder diciendo:

> *Te exhorto por el Sol y la Luna*
> *A que alejes la negatividad y el mal*
> *Donde quiera que seas consumido por el fuego.*
> *Esto va a suceder!*

Inciensos, Aceites e Infusiones

Un aceite puede recibir poder para "aniquilar la enfermedad" dondequiera que se "unte" o para "difundir la paz y la tranquilidad". Insisto de nuevo en que no ha de tener reparos a la hora de utilizar sus propias palabras, si bien ha de adaptarlas a la mezcla y a la necesidad mágica.

Si se siente agotado y carece de energías, si es consciente de que las energías han abandonado su cuerpo y han penetrado en la mezcla, ponga el aceite en el suelo y agite sus manos con fuerza durante unos minutos. De ese modo se interrumpirá la corriente energética.

Relaje el cuerpo. Apague la vela con los dedos (o con un apagavelas) y consérvela a fin de utilizarla en otro rito del mismo estilo destinado a dar poder. La presente ceremonia ya ha concluido.

Este ritual dura poco tiempo y puede dar un increíble poder. No hay que memorizar páginas escritas en una lengua arcaica ni comprar instrumentos caros. Una vez se ha familiarizado con el citado ritual, será facil repetirlo.

La utilización de mezclas de hierbas que no han sido dotadas de poder indican que el experto en hierbas es perezoso. Después de todo ¿de qué le sirve a uno tomarse el trabajo de fabricar sus propios inciensos, aceites y pócimas, si posteriormente va a saltarse la operación final consistente en energizar y preparar la mezcla para su uso ritual?.

Dicho ritual puede servir para cargar productos de hierbas que se compran en establecimientos donde se venden artículos relacionados con las artes ocultas.

Capítulo 4

INGREDIENTES

L as plantas, gomas, resinas y aceites son los utencilios del mago yerbatero. Son manifestaciones de energía a las que se puede recurrir para su uso en la magia.

Conocerlas lo mejor posible beneficiará a quienes las utilizan. Es importante que los magos que trabajan con hierbas sepan no sólo qué hierbas utilizan en sus preparados sino también cómo obtenerlas, además de conocer algo de su naturaleza.

Teniendo solo en cuenta el aspecto físico, es muy importante saber identificar los ingredientes de mejor calidad, las hierbas más frescas y las mejores gomas y resinas.

Puede que muchos de los magos que trabajan con hierbas opinen que no es necesario incluir un capítulo de estas características. Puede que algunos digan: "¡Denos las recetas y suprima todas estas tonterías!".

A ellos va dirigida esta respuesta: "Muy bien sáltense este capítulo y empiecen directamente por la Parte II".

Los magos serios continuarán leyendo y, al hacerlo, aprenderán algunos de los aspectos más importantes de la magia de las hierbas.

La Obtención de las Hierbas

Hay tres métodos fundamentales para obtener las hierbas que hay que utilizar en la preparación de las mezclas mágicas: recogida, cultivo y compra.

Inciensos, Aceites e Infusiones

Recolección

Caminar por el bosque, andar por el desierto, escalar montañas o pasear por la playa son unas actividades agradables y reparadoras. Si se combinan con la búsqueda de hierbas mágicas pueden convertirse en aventuras excitantes.

Estos son unos consejos básicos que conviene seguir:

— Coja solo lo que necesite. ¿Necesita realmente cinco bolsas de papel llenas de artemisa?

— Esté en armonia con la planta antes de cogerla. Para hacerlo, puede rodearla con sus brazos y sentir sus energías mientras canta una canción o pronuncia unas palabras para explicar por qué está tomando parte de su energía (las hojas y las flores), y/o poner un objeto de valor en el suelo, junto a la planta. Si no lleva nada, ponga una moneda o un billete debajo de la planta antes de su recogida. Ello representa el deseo que tiene usted de entregarse a cambio del sacrificio de la planta

— No coja más del 25% de la planta. Si está cogiendo raíces, habrá que arrancar toda la planta. En tal caso, asegúrese de que deja intactas otras plantas del mismo tipo.

— No recoja plantas después de la lluvia o un rocío intenso. Por lo menos hasta que el sol no haya secado las plantas. Si no podrían enmohecerse mientras se secan.

— Escoja con cuidado el lugar donde va a efectuar la recogida. Nunca lo haga cerca de autopistas, carreteras, lugares donde hay aguas estancadas o contaminadas, ni cerca de fábricas o instalaciones militares.

Para secar las hierbas que ha cosechado, primero quite las hojas o las flores y colóquelas en un recipiente de cerámica o en una estantería de acero o madera, situadas en un lugar caliente y seco, donde no llegue directamente la luz del sol. O bien puede meterlas en unas cestas y mover las hierbas todos los días hasta que estén secas. Para almacenarlas utilice unos tarros etiquetados y cerrados herméticamente.

Cultivo

El hecho de cultivar las hierbas que va a utilizar constituye un arte fascinante. Es difícil cultivar determinadas hierbas, pero si lo consigue, se verá recompensado con abundantes existencias de flores, hojas, semillas, cortezas y raíces.

En cualquier librería o biblioteca podrá encontrar buenos libros que le informarán sobre los aspectos fundamentales del cultivo de las hierbas. Tenga en cuenta las condiciones locales. En la mayoría de los viveros y grandes almacenes hay semillas de hierbas y plantones.

Confiera protección mágica a sus plantas mientras las cultiva. Para ello coloque unos cristalitos de cuarzo en el suelo. Lleve objetos de jade mientras las riega o cuida, o bien ponga un trozo de ágata con musgo en la tierra para asegurar su florecimiento.

Cuando la planta haya madurado o tenga el tamaño ideal empiece a cosecharla utilizando el método que acabamos de mencionar. Dé gracias a la planta y a la Tierra por sus tesoros.

Compra

Muchos de los ingredientes que se utilizan en la magia de las hierbas proceden de lugares remotos. Me encantaría plantar un Sándalo en el porche principal de mi casa, pero no es posible.

Así pues, es preciso comprar gran parte de las hierbas. Ello no disminuye en modo alguno su valor; en realidad, el comercio de hierbas garantiza la posibilidad de disponer de unas plantas que de otro modo no estarían a nuestro alcance y permite su utilización en nuestras operaciones mágicas.

Además, en la mayoría de las grandes ciudades hay por lo menos un herbolario o una tienda de alimentos dietéticos que cuentan con existencia de hierbas.

Tenga cuidado al comprar aceites esenciales. Aunque el vendedor le diga que se trata de auténtico aceite de jazmín, si la etiqueta del precio dice: US$3.00, es auténtico aceite de jazmín sintético (aún cuando en la etiqueta diga "esencial", suele tratarse de un producto de laboratorio y no del campo).

El precio puede orientarle. La mayoría de los aceites esenciales se venden a unos precios que oscilan entre los US$10.00 y US$40.00 por un tercio de onza o media onza. Otros, como los de camomila, milenrama, cardamomo, neroli, jazmín y rosa son mucho más caros. ¡Tenga cuidado a la hora de comprar!

Hace mucho que se utilizan elementos sintéticos en la magia de las hierbas, pero le pido que utilice únicamente auténticos aceites esenciales. (Para más información consulte la sección de Aceites de la Parte II).

Con relación a las hierbas, he de decir que no debe estar tan seguro que las existencias de hierbas y plantas de muchas tiendas se renuevan con regularidad. Por ejemplo, es posible que el romero que compre tenga varios años de antigüedad. Por lo general, es mejor que escoja hierbas secas de colores brillantes, que tengan pocos tallos y huelan a fresco.

No coja plantas formadas solo por tallos, ni descoloridas, dañadas por los insectos o enmohecidas. Tampoco debe escoger hierbas que, aunque tienen una fragancia intensa, en esos momentos hayan perdido parte de su perfume.

Materias Vegetales Utilizadas en la Magia

Esta es una lista de algunas de las hierbas, gomas y aceites incluidos en las recetas de este libro. Se han añadido, además, algunas sustancias como el Azufre. Asimismo, en esta sección se examinan ciertos elementos vegetales que no aparecen en mis anteriores libros sobre hierbas.

La intención es ponerlo en contacto con el mundo de las hierbas y los aceites exóticos. Al mismo tiempo el libro contiene una serie de indicaciones sobre sus propiedades mágicas. También se incluyen unas normas específicas para la selección de las gomas y resinas de mejor calidad. Del mismo modo, presento una serie de elementos que pueden utilizarse en lugar de ciertos aceites, gomas y maderas difíciles de obtener, o para preparar ciertas fórmulas contenidas en este libro. (Para más información sobre las sustituciones, puede consultar la Parte III).

ACACIA, GOMA (*Acacia Senegal*)

También conocida como acacia, goma del Senegal o goma Arábiga, es producida por un árbol propio de Africa Septentrional. Las especies de Acacia que producen la goma Arábiga y la goma de Acacia son tan parecidas que es posible intercambiar ambos productos. La goma de acacia se utiliza en las fórmulas para la protección y la conciencia psíquica.

ÁLOE, MADERA (*Aquilaria agallocha*)

La madera de Áloe se extrae de un árbol originario de la India. Tiene un perfume que podría describirse como una combinación de Ámbar y Sándalo. Si no la consigue, pruebe sustituir la misma cantidad de Sándalo con unas gotas de Ámbar Gris sintético.

La madera de áloe suele utilizarse en la elaboración de inciensos protectores, y en los destinados a las consagraciones, la obtención de éxito y prosperidad.

ACEITE DE ÁMBAR

El verdadero aceite se fabrica con Ámbar de baja calidad. El Ámbar es resina de pino fosilizada. Tiene millones de años de antigüedad. Su perfume se asemeja al del Alcanfor con unos toques de aroma de Pino. Es muy difícil conseguirlo.

Al parecer la mayoría de estos aceites que hay hoy en en el mercado son mezclas artificiales de Ámbar gris.

Se utiliza en las mezclas para el amor y las curaciones.

ÁMBAR GRIS

Este perfume, producido por los cachalotes y se encontraba (de vez en cuando) en las playas. Se usaba en perfumería con fines mágicos y cosméticos. Los árabes lo utilizaban en la preparación de guisos. Debido a sus orígenes, muchas ballenas fueron muertas para conseguir esta preciada substancia.

Desde hace tiempo se utiliza en la fabricación de perfumes y aceites con propiedades afrodisiacas. Se dice que el Ámbar Gris huele a "guardado" o a humedad, a Almizcle y a tierra.

Es preferible no utilizar el Ámbar gris auténtico en estos tiempos en que impera la mentalidad ecológica. Muchas especies de ballenas están prácticamente extinguidas. El precio desorbitado de esta sustancia es otro de los motivos para dejarla para uso exclusivo de la alta perfumería (si es que lo emplean alguna vez).

El Ámbar gris artificial y sus compuestos, están a disposición del público en muchos establecimientos y suelen venderse bajo la denominación de "Ámbar gris".

Si no consigue el aceite artificial, pruebe a sustituirlo por el siguiente compuesto que se parece mucho al auténtico:

> **BOUQUET* DE ÁMBAR GRIS**
> — Aceite de Ciprés
> — Aceite de Pachulí (unas gotas)

ASA FETIDA (*Ferulola asafoetida*)

Esta planta originaria de Afganistán y del Este de Irán tiene un olor nauseabundo. Algunos afirman que quien lo utiliza con frecuencia acaba por acostumbrarse. Aunque así fuera, yo no la guardo y ni siquiera la uso en la composición de inciensos utilizados para proteger y exorcizar.

Si así lo desea, utilice en su lugar tabaco, raíces de valeriana o alguna de las hierbas que figuran bajo los siguientes encabezamientos (protección, exorcismo) dentro de la Parte III de este libro. Aunque parezca increíble, la asa fétida se usa en la cocina india.

BDELLIUM, GOMA

Lea la introducción a la Parte III.

ACEITE DE MENTA DE BERGAMOTA (*Menta Citrada*)

La bergamota es una planta pequeña que huele a Menta-limón. Se utiliza en la fabricación de aceites que atraen el dinero y la prosperidad. Abundan las versiones sintéticas pero no conviene usarlas. En su lugar puede fabricar la siguiente mezcla:

---

* Aroma

BOUQUET DE MENTA DE BERGAMOTA
— Aceite de Limón
— Aceite de Hierba de Limón
— Aceite de Menta

ALCANFOR *(Cinnamomum camphora)*

Esta sustancia blanca cristalina, provista de una intensa fragancia se extrae de un árbol originario de China y Japón.

Durante muchos años el auténtico alcanfor no se vendía en los Estados Unidos. Los "bloques de alcanfor" y las bolas de naftalina se fabrican con un tipo de Alcanfor sintético, muy venenoso.

Hace poco tiempo, a través de un amigo, descubrí en San Diego un establecimiento comercial donde se vendía Alcanfor.

Se utiliza en pequeñas cantidades para las mezclas Lunares y las relacionadas con la castidad.

ALGALIA

La Algalia auténtica es producida por el gato de Algalia, que vive en Sri Lanka, India y Africa. Para la obtención de este aceite seguían un procedimiento diferente del utilizado para conseguir los demás aceites animales, pues no solían matar al animal, si bien le hacían unos rasguños sumamente dolorosos.

La Algalia auténtica tiene un olor a caza muy fuerte, que repugna el sentido del olfato. En cantidades mínimas desprende un olor dulce, por lo que se utiliza en la fabricación de casi todos los perfumes caros.

Hoy en día, la Algalia artificial está a disposición en numerosos sitios y es muy útil para la fabricación de aceites mágicos que sirven para despertar el amor y la pasión.

También en este caso, al igual que sucede con todos los productos animales, no recomiendo la sustancia auténtica. Es preferible utilizar productos sintéticos y compuestos que producen el aroma al usar sustancias genuinas. ¡No utilice productos de naturaleza animal en la magia de las hierbas!

Inciensos, Aceites e Infusiones

COPAL (Bursera spp.)

El Copal es una gomorresina de color blanco, amarillo pálido o naranja amarillento. Cuando se quema sobre carbón desprende un rico y delicioso perfume a Pino–limón. El Copal es el equivalente norteamericano del Olíbano. Aunque no tiene el olor dulceamargo del Olíbano es un buen sustituto de la gomorresina. Ahora bien, cuando se quema Olíbano sobre carbón de leña, al final desprende un olor muy amargo. Sin embargo, el olor del Copal no varía según va quemándose.

Es originario de México y América Central, y ha sido utilizado como incienso en las ceremonias religiosas y mágicas durante muchos siglos. Tal vez empezó a utilizarse con los Mayas o incluso tiempo atrás.

El Copal es mi gomorresina favorita. Mis frecuentes viajes a Tijuana (vivo a unas veinte millas de la frontera) han producido una amplia gama de Copal, cuyo precio, aspecto externo, aroma y calidad varían grandemente. El mejor Copal es de un amarillo que va desde la tonalidad pálida hasta la oscura y tiene un olor intenso a resina y cítrico. Suele venderse en grandes pedazos y a veces contiene fragmentos de hojas.

Sirve para la fabricación de los inciensos utilizados con fines protectores, y en las purificaciones y exorcismos. También, resulta muy efectivo cuando se quema para promover la espiritualidad.

Con el Copal se fabrica una tintura buena, si bien bastante pegajosa (vea la Parte II: Tinturas). La mayor parte del Copal que se vende en Estados Unidos se cultiva en las plantaciones de las Islas Filipinas.

EUFORBIO

(Lea la introducción a la Parte III.)

ACEITE DE LOTO

No existen aceites de Loto genuinos, si bien con frecuencia se venden aceites que pasan por tales. Los perfumistas no han descubierto un sistema para captar el aroma de esta planta acuática.

Todos los aceites de Loto son mezclas de aceites esenciales naturales o sustancias sintéticas que tratan de reproducir este perfume. Este aceite se utiliza en las fórmulas para la espiritualidad, las curaciones y la meditación.

El aceite de Loto comercial puede usarse donde sea preciso. Sin embargo, si usted desea crear su propio aceite, pruebe a conseguir la siguiente receta:

BOUQUET DE LOTO
— Rosa
— Jazmín
— Almizcle Blanco (o claro)
— Ylang-Ylang

Mezcle las partes hasta crear un aroma intenso, floral y "cálido".

ACEITE DE MAGNOLIA (*Magnolia spp.*)

Al igual que sucede con el Loto, no existe un aceite de Magnolia genuino. Utilice un aceite de Magnolia compuesto o fabrique el suyo propio. Si puede, tenga una flor de Magnolia fresca en las proximidades mientras prepara esta receta. Trate de captar su encantadora fragancia mediante la combinación de los siguientes aceites:

BOUQUET DE MAGNOLIA
— Aceite de Nerolí
— Aceite de Jazmín
— Aceite de Rosas
— Aceite de Sándalo

El aceite de Magnolia se utiliza a menudo en recetas cuya finalidad es promover la armonía, la conciencia psíquica y la paz.

ALMACIGA, GOMA (*Pistachia lentiscus*)

Esta resina resulta difícil de hallar. Si no la encuentra, pruebe a sustituirla por una combinación de goma Arábiga y Olíbano en partes iguales.

ALMIZCLE

Esta es una sustancia muy utilizada en perfumería. Se extraía de las glándulas olfativas del almizclero, originario de China y del Extremo Oriente. Aunque era posible realizar la extracción sin matar al animal, solían matar a los animales salvajes para elaborar el perfume.

En la actualidad, los Almizcles sintéticos se consiguen fácilmente y han logrado conquistar el favor de los grandes perfumistas, que rara vez utilizan Almizcle genuino. Al igual que sucede con el Ámbar gris, la Algalia y todos sus productos animales que antes se utilizaban para realizar operaciones mágicas, el Almizcle genuino no es necesario y ni siquiera se recomienda su uso.

A la hora de seleccionar un Almizcle, escoja uno cuyo aroma sea cálido y rico, que huela a bosque y a caza.

El Almizcle suele utilizarse en fórmulas relacionadas con el valor, la atracción sexual y la purificación.

Los Almizcles vegetales utilizados en su lugar están compuestos de raíces de Nardo, raíces de Sumbul, flores de Almizcleña y flores del género Mimulus.

ACEITE CON OLOR A HENO FRESCO

Esta es otra de las fantasías de la perfumería. Para captar el perfume de un campo de heno recién segado, semejante al olor de la miel fresca, pruebe a seguir la receta esta receta:

BOUQUET CON OLOR A HENO FRESCO
— Aceite de Aspérula Olorosa
— Aceite de Tonca
— Aceite de Lavanda
— Aceite de Bergamota
— Aceite de Musgo de Roble

El aceite con olor a heno recién segado se utiliza para "cambiar de página", para que se abran nuevas perspectivas cuando se nos ha planteado un problema difícil de resolver, y sobre todo para acabar con los hábitos negativos (como las adicciones) y los patrones de comportamiento.

MUSGO DE ROBLE *(Evernia prunastri; E. fururacea)*

El musgo del Roble es uno de los diversos líquenes que crecen sobre los Roble y píceas del centro y el sur de Europa.

El musgo del Roble tiene un perfume cálido y algo picante. Se utiliza en las mezclas cuya finalidad es la consecución de dinero. La variedad requerida en las recetas suele ser la oleosa. Es posible imitarlo elaborando el siguiente compuesto:

> **BOUQUET DE MUSGO DE ROBLE** *(Oakmoss)*
> — Aceite de Vetiver
> — Aceite de Canela

SANDALO *(Santalum álbum)*

La madera de Sándalo es una de las más valiosas del mundo. Desprende un perfume rico y misterioso, y es muy utilizada en la elaboración de inciensos mágicos y religiosos. El duramen produce el Sándalo de mejor calidad. Su color va del marrón claro hasta el rojizo, su perfume es intenso. El Sándalo de calidad inferior es blanco y tiene poco perfume, no es recomendable para la magia. Se utiliza en las fórmulas para la protección, en exorcismos, curaciones y fórmulas de espiritualidad. Puede utilizarse Cedro en lugar de Sándalo si no es posible encontrar la madera auténtica.

ESTORAQUE *(Liquidambar orientalis)*

Esta resina, producida por un árbol del sudoeste de Asia Menor, desprende un aroma a resina y flores. Se utiliza desde hace mucho tiempo en la elaboración de perfumes e inciensos mágicos y religiosos.

Es difícil de conseguir. El aceite de Estoraque de bajo precio (si es que se encuentra) suele ser una imitación del producto auténtico. Utilice aceite esencial de Benjuí en lugar de Estoraque. No reproduce la fragancia, pero puede utilizarse en las fórmulas mágicas. Asimismo, puede utilizar cualquiera de las formas oleosas de las hierbas que aparecen en la Parte III: Sustituciones, bajo el encabezamiento adecuado.

Inciensos, Aceites e Infusiones

AZUFRE

Mineral de color amarillo claro, inodoro hasta que se quema. Al hacerlo desprende olor a huevo podrido que nos es familiar.

Se utiliza en los inciensos de los exorcismos y con fines protectores, pero no se recomienda su uso a causa del persistente y nauseabundo olor que posee.

Puede sustituirlo por cualquiera de las hierbas utilizadas en exorcismos o con fines protectores, que figuran en la lista en la Parte III de este libro. También puede reemplazarlo con Tabaco .

ACEITE DE GUISANTE DE OLOR (*Lathrys adoratus*)

No se consigue ningún aceite de guisante de olor que sea auténtico. Pruebe a fabricar su propio aceite siguiendo esta fórmula:

BOUQUET DE GUISANTE DE OLOR
— Neroli
— Aceite de Ylang-Ylang
— Aceite de Jazmín
— Aceite de Bezoína

Se utiliza en las recetas de preparados cuya finalidad es atraer el amor y la amistad.

TONCA (*Dipteryx odorada; D. spp.*)

Las habas de Tonca proceden del Este de Venezuela y Brasil. Durante mucho tiempo se ha utilizado para hacer vainilla artificial. Este producto se vendió mucho en los Estados Unidos hasta que se decidió que su ingestión ponía en peligro la salud.

Las habas de Tonca se utilizan en las bolsitas que sirven para atraer el amor y el dinero. También se usa un aceite sintético. Pruebe este sustituto:

BOUQUET DE TONCA
— Aceite de Benjuí
— Unas Gotas de Extracto de Vainilla

TRAGACANTO, GOMA *(Astragalus summifer, A. spp.)*

La goma de Tragacanto es el endurecedor que se utiliza para la fabricación de conos, bloques y palitos de incienso. Son unos polvos blancos con un olor ligeramente agrio. Procede de Asia Menor. En algunas herboristerías hay existencias de goma de Tragacanto. La goma de Tragacanto o la goma Arábiga son necesarias para la fabricación de todos los inciensos combustibles.

TUBEROSA, NARDO *(Polianthes tuberosa)*

Es una flor blanca originaria de México que posee una rica fragancia, un perfume muy dulce. El aceite sintético se utiliza en la elaboración de mezclas para atraer el amor, pero rara vez se encuentra el auténtico aceite esencial de Nardo. Puede elaborar un sustituto sumamente útil:

> ### *BOUQUET DE TUBEROSA*
> — Aceite de Ylang-Ylang
> — Aceite de Rosas
> — Aceite de Jazmín
> — Aceite de Neroli (sólo una pizca)

YLANG-YLANG *(Cananga odorata)*

Esta extraña flor, maravillosamente perfumada es originaria de Filipinas. El aceite esencial de ylang-ylang se utiliza en las fórmulas relacionadas con el amor.

Capítulo 5

CREANDO SUS PROPIAS RECETAS

E ste capítulo salta un poco hacia el futuro; quédese conmigo. Vamos a suponer que usted ha estado haciendo magia con hierbas y que ha cambiado algunas de las recetas contenidas en este libro. Una vez haya realizado varias mezclas, posiblemente comience a sentir cierta inquietud. Aunque cuente en su despensa mágica con reservas de inciensos, aceites, ungüentos y sales de baño, tal vez no tenga suficientes existencias. En tal caso, necesitará hacer sus propias recetas.

Los cocineros expertos suelen crear nuevos platos conforme lo van exigiendo las diferentes situaciones. También es posible que cree un plato por pura diversión. El mago que trabaja con hierbas tiene con frecuencia un temperamento similar.

Si después de haber probado algunas de estas fórmulas desea crear sus propias recetas, se preguntará como ha de hacerlo. En este capítulo le explicaremos este proceso y le daremos una serie de ejemplos que servirán para clarificar las diferentes etapas del proceso de fabricación. Voy a darle una serie de consejos, pero no debe sentirse obligado a utilizar esta información. Tiene la posibilidad de hacer cada semana una de las recetas de este libro y habrán de pasar varios años, antes que se le acaben los proyectos.

En este capítulo se da una información básica para todos aquellos que deseen crear sus propias fórmulas.

¿Por qué hemos de tomarnos la molestia de hacerlo? Y ¿Por qué no? Tales mezclas serán exclusivamente suyas. Estarán íntimamente relacionadas con sus creencias y energías personales. Resumiendo, podrían ser más poderosas, porque proceden de usted. Las recetas viejas y aquellas que han sido creadas por otras personas funcionan, pero resulta emocionante elaborar unas mezclas únicas y ver los resultados.

He aquí un método para hacerlo. Recuerde, no obstante, que habrá de fiarse de su propia intuición a la hora de determinar qué ingredientes ha de añadir, así como las proporciones exactas. ¡Diviértase!

El Objetivo

El primer paso que ha de dar si desea elaborar una nueva mezcla de hierbas es determinar el objetivo mágico o la finalidad del futuro producto. Es posible que tenga una necesidad mágica en concreto y que haya de crear esta sustancia para satisfacer dicha necesidad. O, tal vez, prepare la mezcla para usarla en el futuro, cuando se le plantee algún problema. Si es así, decida qué función quiere que cumpla: aportar dinero a su vida, curar la depresión, atraer nuevos amores, traer salud o poder, proporcionar protección o paz. ¡Hagamos una demostración! vamos a imaginar que necesita fabricar un nuevo protector mágico.

La Forma

Una vez fijado el objetivo, determine la forma: incienso, aceite, sales de baño, hierbas de baño, tintura, amuleto, ungüento etc. La decisión puede efectuarse contestando algunas preguntas:

¿Qué forma se ajusta mejor a este objetivo? Determinadas formas se adaptan mejor a ciertos objetivos mágicos. Por ejemplo, nunca prepare un incienso protector para usarlo en la oficina o cuando se dirige a su casa. En tales casos, es más sencillo utilizar un aceite o un amuleto protector.

¿Qué procedimientos conozco mejor? Cuando cree sus propias mezclas, es aconsejable utilizar aquellos procedimientos de los que se han servido en el pasado. De este modo, casi puede garantizar que el producto será mejor. (Me doy cuenta de que este consejo puede resultar prematuro si usted está empezando a operar hierbas).

¿Qué procedimiento me da mejor resultado? Por ejemplo, si es aficionado al incienso y encuentra que las variedades combustibles (conos, bloques y palitos) resultan menos espectaculares a la hora de crear el objetivo mágico preciso, prepare una mezcla de incienso no combustible.

Si descubre que cuando enciende una vela untada de aceite el resultado es muy satisfactorio, mezcle una serie de aceites. Recuerde: Aunque tales productos realmente contienen energías, son efectivos en la medida en que son capaces de ponernos en un estado de conciencia ritual (consulte el Glosario).

¿Qué modalidades me satisfacen más? Si detesta la idea de llevar un saquito, no hay ninguna razón que le obligue a fabricar uno. Sin embargo, si el hecho de deslizarse dentro de una bañera llena de agua caliente con hierbas aromáticas activa sus poderes, podría decidirse a preparar un saquito protector para el baño o unas sales que sirvan para tal fin.

Las Hierbas

A continuación, deberá decidir qué hierbas desea utilizar. Examine las listas de Objetivos Mágicos incluidos en la Parte III: Sustituciones, para descubrir qué clase de hierbas guardan una relación mágica con su objetivo mágico particular. Para lo que aquí se pretende, conviene que haga una lista preliminar de hierbas protectoras.

Ahora compruebe sus existencias. Aunque le llevará tiempo, es una buena idea hacer listas de provisiones de hierbas mágicas que posee. Conviene que tenga un pequeño libro de notas cerca de las hierbas. Escriba en una página (o en más páginas si fuera necesario) todas las hierbas y plantas que posee. En otra página, anote todos los aceites. En la tercera página, haga una lista de todo el material de que dispone para la elaboración de las fórmulas:

estopilla, botellas, cuentagotas, tela, cuerda e hilo, nitrato de potasio y alcohol. En la cuarta página, haga una lista de aquellas hierbas y aceites que desea elaborar.

Siempre que se terminen las existencias de alguna hierba o aceite, tome nota en la cuarta página para acordarse. Y no se olvide de poner al día las listas según va adquiriendo nuevas existencias.

Tal vez, pueda parecer un trabajo innecesario, pero el poseer un cuaderno con tales anotaciones le evitará tener que revolver todas las botellas clasificadas con el fin de descubrir lo que tiene almacenado.

Los más expertos en la utilización de hierbas con fines mágicos suelen poseer un armario atestado de hierbas, con estanterías y rincones llenos de centenares de tarros de diversos tamaños. Incluso si están organizados por orden alfabético o clasificado en gomas, cortezas, flores, etc., el ir comprobando cada una de las botellas supone un trabajo tremendo.

Volvamos a nuestro proyecto. Compare una lista preliminar con la lista de existencias. ¿Posee varias de las hierbas de la lista preliminar? Estupendo. Si no, tendrá que comprar o recoger más.

Asimismo, puede averiguar qué otras hierbas le es posible utilizar en una fórmula de protección. Hay muchos sistemas para hacerlo. Utilice su intuición. Mire en otros libros. O consulte la lista planetaria y la lista elemental que figuran en la Parte III de este trabajo, remitiéndose a las diferentes listas.

Por ejemplo, teniendo en cuenta que la protección es una actividad mágica estrechamente relacionada con el Sol y con Marte, y que con frecuencia se sirve de las hierbas relacionadas con el elemento Fuego, compruebe también las listas de estas características que figuran en la Parte III. A continuación le presento una lista de los distintos tipos de intenciones mágicas, junto con los planetas y elementos que gobiernan estos objetivos:

— Adivinación: Mercurio, Aire

— Alegria y felicidad: Venus, Agua

— Amistades: Venus, Agua

— Amor: Venus, Agua

— Belleza: Venus, Agua

— Curación y salud: Luna, Marte (para quemar la enfermedad), Fuego (con la misma finalidad), Agua

— Destierro: Saturno, Fuego

— Dinero y riqueza: Júpiter, Tierra

— Empleo: Sol, Júpiter, Tierra

— Energía: Sol, Marte, Fuego

— Espiritualidad: Sol, Luna, Agua

— Éxito: Sol, Fuego

— Exorcismo: Sol, Fuego

— Felicidad: Venus, Luna, Agua

— Fertilidad: Luna, Tierra

— El Hogar: Saturno, Tierra, Agua

— Paz: Luna, Venus

— Poder: Sol, Marte, Fuego

— Protección: Sol, Marte, Fuego

— Psiquismo: Luna, Agua

— Purificación: Saturno, Fuego, Agua

— Sabiduría e inteligencia: Mercurio, Aire

— Sexo: Marte, Venus, Fuego

— Sueño: Luna, Agua

— Valor: Marte, Fuego

— Viajes: Mercurio, Aire

Descubra cuál es el planeta y el elemento que gobierna su necesidad mágica particular y consulte las listas que figuran en la Parte III con el fin de ampliar su lista preliminar de hierbas.

Inciensos, Aceites e Infusiones

Compare nuevamente esta lista con su lista de existencias. Tache las hierbas y plantas que no posee en estos momentos. Pongamos por caso que ésta es la lista corregida y ampliada de las reservas de hierbas y plantas de que dispone:

— Romero	— Olíbano
— Eneldo	— Hinojo
— Geranio Rosa	— Ruda
— Estragón	— Helecho
— Albahaca	— Canela
— Cáscara de Naranja	— Ajo
— Menta	— Enebro
— Pino	— Cedro
— Pimienta de Jamaica	

Ahora decida qué hierbas son mejores para el tipo de producto que ha decidido fabricar. Algunas de las hierbas citadas son inadecuadas para la elaboración de inciensos. Aunque el ajo es un elemento protector de una gran eficacia, es mejor no utilizarlo como ingrediente en las fórmulas para la elaboración de inciensos. Así pues, táchelo. Si es preciso (y si todavía no lo ha hecho), encienda un bloque de carbón de leña (consulte la sección sobre el Incienso de la Parte II), colóquelo en un quemador de incienso, y queme una pequeña cantidad de cada una de las hierbas que acabamos de mencionar. Elimine de la lista preliminar ampliada aquellas que no le gustan. Le quedará una lista más reducida como ésta:

— Romero	— Olíbano
— Albahaca	— Canela
— Cáscara de Naranja	— Pino
— Cedro	— Enebro

Quedan ocho hierbas. En cierto sentido, ya tiene la fórmula de la receta. Tras fijar las cantidades de cada uno de los ingredientes, mezcle las hierbas de la lista arriba citada, cargarlas de poder y quémelas para que trabajen como un incienso protector.

O bien tiene la posibilidad de crear una receta utilizando solamente unas cuantas hierbas. Veamos algunas de las posibles combinaciones:

# 1	# 2	# 3	# 4
Olíbano	Olíbano	Olíbano	Olíbano
Canela	Enebro	Pino	Cáscara de Naranja
Enebro	Cedro	Albahaca	Canela
	Pino		Enebro

Hay muchas más combinaciones posibles. Notará que he incluído el Olíbano en todas ellas. En general, es conveniente usar por lo menos una gomorresina en cada una de las recetas. Son resinas de Olíbano, la Mirra, el Bejuí, la goma Arábiga, la Almáciga, el Copal y la Sangre de Dragón. Aún cuando alguna de estas gomas no aparezca en las listas de sustituciones de la Parte III, es conveniente agregar una goma para obtener mejores resultados en la elaboración del incienso.

Una vez haya optado por una fórmula, tome nota de ello aunque albergue la idea de cambiarlo posteriormente. ¡Anótelo!, y nombre a la mezcla.

Ahora, ¡prepare su incienso! Para ello triture las hierbas, en su propio mortero si fuera preciso, y mezcle y alinie sus energías. Luego, cárguelo de poder y almacénelo en un frasco etiquetado hasta que necesite utilizarlo.

Este es el sistema básico utilizado en la formulación de casi todas las recetas personales destinadas a la preparación de todo tipo de productos mágicos. Los inciensos destinados a determinadas divinidades se elaboran de un modo algo diferente.

Si desea inventar una fórmula para honrar a cierto dios / diosa, consulte los textos mitológicos para descubrir las plantas que antiguamente se utilizaban para honrar a dichos dioses (si es que se utilizaba alguna). Estas serán las idóneas para el rito.

También puede usar las hierbas y plantas relacionadas con las influencias básicas de la divinidad. Por ejemplo, en la receta del

Inciensos, Aceites e Infusiones

Incienso de Pele, incluida en esta nueva edición, se emplean las hierbas de un rojo ardiente para honrar a la diosa hawaiana. Aunque sería estupendo poder utilizar dichas hierbas, no se consiguen con facilidad en el continente. Por tanto, las que aparecen en la lista son unos sustitutos muy aceptables.

Estos son pasos sencillos que debe seguir para crear productos mágicos con una interminable variedad de usos. Confíe en su saber interno, investigue, experimente.

Y, sobre todo, disfrute con los poderes de las hierbas.

Parte II

TRATAMIENTO Y RECETAS

❖ ❖ ❖ ❖ ❖ ❖ ❖ ❖ ❖

Capítulo 6

Incienso

Hace por lo menos cinco mil años que el incienso arde sin llama en los altares de los magos. Antiguamente se quemaba para disimular el olor del animal sacrificado, para dirigir oraciones a los dioses, y para crear un ambiente propicio para el encuentro del hombre con la Divinidad.

Hoy en día se utiliza incienso por diversas razones. Se quema al hacer magia con el fin de estimular la conciencia ritual, es decir, el estado de ánimo preciso para despertar y dirigir la energía personal. Este estado de ánimo también se alcanza mediante la utilización de instrumentos mágicos, permaneciendo en pie ante el altar encantado donde arden las velas, entonando cánticos y pronunciando palabras simbólicas.

Cuando el incienso se quema antes de las operaciones mágicas, su humo perfumado purifica el altar y el área circundante, alejando las vibraciones perturbadoras y negativas. Aunque tal purificación generalmente no es necesaria, ayuda a tener el estado anímico adecuado para alcanzar el éxito en las operaciones mágicas.

El mago utiliza cierto tipo de incienso con fórmulas especiales para ayudarlo a atraer energía y poder personal.

El incienso, al igual que todas las cosas, tiene unas vibraciones específicas. El mago tiene presente dichas vibraciones cuando escoge el incienso que va a usar en el trabajo mágico. Al celebrar un rito curativo, quema una mezcla compuesta de hierbas que contribuye a la curación.

Inciensos, Aceites e Infusiones

El incienso se transforma cuando se deja en el sitio donde se celebra el rito. Las vibraciones se liberan de su forma física penetrando en el medio ambiente. Estas energías se mezclan con las del mago para llevar a cabo los cambios necesarios.

No todas las fórmulas para la elaboración de inciensos contenidas en este libro tienen como finalidad estricta su utilización mágica. Algunos inciensos se queman en acción de gracias o como ofrenda a las distintas facetas de la Divinidad, al igual que hace cinco mil años en verano se quemaba Enebro en honor de Inanna. Otras mezclas han sido creadas para dar realce a las ceremonias Wicannas.

El uso de inciensos no debe limitarse solo a los ritos. No utilice inciensos curativos como perfume o como ambientadores del hogar. Utilizar inciensos elaborados mágicamente y cargados de poder, cuando no es necesario, es un gasto inútil de energía. Si desea quemar un incienso con olor agradable, prepare una mezcla para uso doméstico.

Los Materiales

La elaboración de los inciensos requiere gran variedad de hojas, flores, raíces, cortezas, maderas, resinas, gomas y aceites. También es posible añadir piedras semipreciosas a fin de que éstas comuniquen sus energías a la mezcla, es algo muy parecido a lo que sucedía cuando los antiguos pueblos de la región comprendida entre México y Nicaragua quemaban esmeraldas en el fuego.

De los cientos posibles ingredientes de los inciensos, tal vez haya catorce que se utilizan con más frecuencia. Tenga a mano reservas de las siguientes hierbas si planea preparar varios inciensos:

— Olíbano	— Agujas o Resina de Pino
— Mirra	— Enebro
— Benjuí	— Sándalo
— Copal	— Cedro
— Pétalos de Rosa	— Tomillo
— Laurel	— Albahaca
— Canela	— Romero

Tenga presente que muchas plantas (si no todas) huelen de forma diferente al ser quemadas. Los aromas dulces se vuelven acres rápidamente.

Si quiere, tome una gran cantidad de sustancias vegetales secas y finamente trituradas (flores, hojas, cortezas, raíces) y eche una pequeña cantidad de cada hierba sobre un bloque de carbón de leña ardiendo; luego determine si el olor es o no agradable. Puede tomar nota del olor de cada planta o hierbas en el cuaderno especial reservado para tal fin o en fichas de tres por cinco pulgadas. También anote las sensaciones psíquicas o de otro tipo que siente cuando se quema cada una de las hierbas. De este modo adquirirá unos conocimientos muy completos sobre los elementos que componen los diferentes inciensos y ello supondrá una gran ayuda en la magia de las hierbas.

Recuerde que, por muy sorprendente que parezca, el olor no es un factor que deba tener en cuenta en los inciensos mágicos, excepto en sentido muy general: los aromas dulces suelen utilizarse para objetivos mágicos positivos, en tanto que los olores fétidos se usan en los ritos de destierro.

Los olores tienen poder. Nos permiten introducirnos en la conciencia ritual. Gracias a ellos podemos conseguir poder, infundir en él las energías adecuadas y dirigirlo hacia nuestro objetivo mágico. Sin embargo, no todos los inciensos mágicos tienen un aroma dulce. Los inciensos de uso ritual son unas mezclas que proporcionan las energías adecuadas durante las operaciones mágicas, su finalidad no es desprender un perfume agradable para el olfato humano.

Sin embargo, esto no ha de alejarse de los inciensos. La mayor parte de las asociaciones que hacemos con olores "agradables" o "fétidos" son aprendidas. Nuestro sentido del olfato no tiene la habilidad que debería tener para captar los diferente olores. Eduque su sentido del olfato a fin de que admita los aromas exóticos y el arte de quemar incienso le proporcionará innumerables alegrías, no será tan solo algo que hay que soportar a causa de la magia.

Inciensos, Aceites e Infusiones

En los establecimientos comerciales que proporcionan material ocultista hay existencias de incienso para ser utilizado en actividades mágicas. Por poco dinero es posible adquirir muchas mezclas raras.

Si bien estas fórmulas son efectivas desde el punto de vista mágico, tal vez usted desee elaborar sus propias recetas.

Dos Tipos de Incienso

Se puede decir que el incienso es un elemento necesario para todo aquel que practica el arte de la magia, pero su composición suele estar rodeada de mucho misterio. Con un poco de práctica resulta fácil fabricar incienso.

En la magia se utiliza dos tipos de incienso: El combustible y el incombustible. El primero contiene nitrato de potasio (salitre) que facilita la combustión, el último no contiene este elemento. Por tanto, se pueden quemar pastillas, conos, palitos y otras figuras de incienso combustible. El incombustible ha de ser vertido sobre bloques de carbón de leña al rojo para que desprenda su aroma.

El noventa y cinco por ciento del incienso utilizado en actividades mágicas es de la clase incombustible, puro o granulado. ¿Por qué? Tal vez, debido a que es más fácil de elaborar. Los magos que trabajan con hierbas son una gente muy práctica.

Además de algunos hechizos (sobre todo en los ritos adivinatorios o evocadores)* es necesario que se formen unas nubes de humo onduladas. Como los conos, palitos y bloques de incienso arden a un ritmo constante, no es posible producir tales efectos al utilizarlos.

Las ventajas del incienso combustible a veces pesan más que los inconvenientes, todo depende de las circunstancias. ¿Quiere celebrar una ceremonia inesperada y quemar un incienso que atraiga dinero?. Saque el incensario, un bloque de carbón de leña y el incienso, encienda el carbón de leña, colóquelo en el

---

* Consulte el Glosario para hayar el significado de términos poco conocidos.

incensario y espolvoree incienso sobre el mismo. También puede sacar un cono de un incienso que proporcione dinero, encenderlo, colocarlo en el incensario y proseguir la ceremonia.

No todos los magos son partidarios del mismo incienso. Yo soy aficionado a los inciensos puros o incombustibles, pero los herboristas sabios y prudentes dedicados a la magia de las hierbas tienen existencias de los dos tipos. He aquí una serie de instrucciones para la elaboración de las dos clases de incienso.

Incienso no Combustible

Asegúrese que tiene todos los ingredientes necesarios. Si le falta algunos, determine qué substitutos va a utilizar (consulte el Capítulo 5 de la Parte III para buscar ideas).

Todos los ingredientes deben estar finamente triturados. Es preferible pulverizarlos. Para ello puede utilizar un mortero y una maja o una trituradora eléctrica. No es fácil reducir algunas resinas a polvo, pero con algo de práctica descubrirá como hacerlo. Cuando empecé a trabajar con hierbas no podía pulverizar el Olíbano. Se quedaba pegado a las paredes del mortero y a la punta de la maja. Al cabo de cierto tiempo, dejé de pelearme con el Olíbano y de maldecirlo (reconozco que no es bueno hacerlo cuando se trabaja con hierbas e inciensos) y me metí de lleno a la tarea. Todo salió muy bién.

Cuando todo esté listo, concentre su mente en el objetivo del incienso: protección, amor, salud. Mezcle con sus manos las resinas y las gomas en un gran recipiente de madera o cerámica. Mientras mezcla esas sustancias aromáticas, combine también sus energías. Visualice su poder personal, véalo vibrar con el objetivo mágico, salir de sus manos y entrar en el incienso. Esto es lo que hace que el incienso casero sea más efectivo que sus equivalentes comerciales.

A continuación, agregue a la mezcla las hojas, cortezas, flores y raíces pulverizadas. Mientras las mezcla, continúe visualizando o concéntrese en el objetivo del incienso.

Añada los aceites o líquidos (vino, miel etc.) incluidos en la receta. Suele bastar con añadir unas gotas. Con relación a los aceites he de señalar que si la receta se compone de una cantidad suficiente de ingredientes secos puede sustituir alguna hierba que le falte por un aceite. Asegúrese de que el aceite sea esencial, pues al arder los aceites sintéticos huelen a plástico quemado.

Una vez se han mezclado perfectamente todos los ingredientes, añada las piedras semipreciosas pulverizadas u otros aumentadores de poder. En algunas recetas de este libro (no muchas) hay que agregar una pizca de piedra pulverizada.

Para ello recoja una piedra pequeña de la clase indicada y macháquela en un mortero metálico con una maja también de metal (también puede aplastarla con un martillo). Muela los trocitos resultantes hasta reducirlos a polvo y añada una pizquita al incienso.

Una de las "piedras" que ayudan a aumentar el poder es el Ámbar. Una pizca de esta resina fosilizada añadida a cualquier mezcla hará que aumente su efectividad, pero puede resultar bastante caro.

Ya se ha elaborado totalmente el incienso. Cárguelo de poder (vea el Capítulo 2) y habrá terminado. Debe conservarlo en un tarro cerrado herméticamente. Ponga una etiqueta en la que aparezca el nombre del incienso y la fecha de su elaboración.

Incienso Combustible

La elaboración de los inciensos combustibles (en forma de conos, pastillas y palitos) es bastante complicada, pero muchos son de la opinión que merece la pena intentarlo.

Francamente no es sencillo. Algunos ingredientes son difíciles de obtener, el procedimiento puede ser decepcionante, y algunos llegan a preguntarse si el incienso combustible es tan efectivo desde el punto de vista mágico como su equivalente incombustible. Durante años he dudado si debía fabricar o utilizar palitos, conos o pastillas. La causa de mis vacilaciones era que contenían nitrato de potasio. Esta sustancia se relaciona mágicamente con Marte, y me parecía que el nitrato de potasio podía comunicar una agresividad innecesaria al incienso.

Pero, luego caí en la cuenta que los bloques de carbón de leña que utilizo para quemar el incienso incombustible también contienen salitre, por lo que cedí y empecé a realizar experimentos. Sin embargo, sigo prefiriendo el incienso puro. A cada cosa lo suyo.

Al principio, puede que le parezca que es imposible fabricar incienso combustible. Pero persista y será recompensado cuando consiga quemar un incienso fabricado por usted mismo.

El ingrediente básico de todos los inciensos moldeados es la goma de tragacanto. El tragacanto puede conseguirse en algunas herboristerías; (en el pasado se adquiría en todas las farmacias). Es bastante caro, pero una cantidad pequeña le durará muchos meses.

Para fabricar pegamento de tragacanto, eche una cucharadita de la citada hierba, ya molida en un vaso de agua templada. Remuévalo hasta dispersar todas las partículas. Para facilitar esta operación, es conveniente echarlo en un recipiente y batir la mezcla con un batidor de huevos. Se producirá algo de espuma, pero es fácil quitarla o dejar que desaparezca. La goma de tragacanto es un material muy absorbente; una onza absorbe un galón de agua en una semana.

Deje que el tragacanto absorba el agua hasta que la mezcla se convierta en una pasta espesa de olor agrio. La consistencia de la mezcla dependerá del tipo de incienso que desee obtener. Si desea fabricar palitos de incienso (es el tipo de incienso más difícil de fabricar), la mezcla habrá de ser bastante fina. Para fabricar pastillas o conos hay que elaborar una goma más espesa. Aquí es donde la práctica tiene mucho que decir. Después de hacerlo una o dos veces sabrá cual es la consistencia ideal de la goma.

Si no logra encontrar tragacanto, pruebe a usar goma arábiga en su lugar. Este material también absorbe el agua. Yo todavía no he probado a usarlo para la elaboración de inciensos, pero todos los informes dicen que sirve igual que el tragacanto.

Cuando haya preparado el pegamento, cúbralo con un paño húmedo y guárdelo. Continuará espesando mientras esté en reposo. Si espesara demasiado, añada un poco de agua y remueva con insistencia.

Inciensos, Aceites e Infusiones

A continuación prepare la base del incienso. No todas las fórmulas contenidas en este libro sirven para la elaboración de inciensos combustibles; en realidad, la mayoría de las fórmulas sirven para preparar inciensos incombustibles. Afortunadamente, si añadimos el incienso a una base, el resultado es satisfactorio. He aquí una fórmula estándar para la preparación de la base de un incienso:

BASE DE UN CONO DE INCIENSO
— 6 partes de Carbón de Leña triturado (que no sea autoinflamable)
— 1 parte de Benjuí triturado
— 2 partes de Sándalo triturado
— 1 parte de raíz de Lirio ("fija" el perfume)
— 6 gotas de aceite esencial (utilice el aceite de uno de los ingredientes del incienso)
— 2 a 4 partes de una mezcla de incienso cargado de poder

Mezcle bien los cuatro ingredientes. Añada las gotas de aceite esencial y mézclelo con los demás ingredientes. Utilice las manos para ello. El objetivo es crear unos polvos con una textura muy fina. Si quiere, puede pasar nuevamente la mezcla por la trituradora o el mortero, hasta que quede a su gusto.

Añada de dos a cuatro partes del incienso ya preparado y cargado de poder (elaborado según las instrucciones para los inciensos incombustibles que acabamos de citar). Mézclelo bien con las manos.

Luego, pese el incienso en una balanza pequeña de cocina y añada un diez por ciento de nitrato de potasio. Si ha preparado diez onzas de incienso, añada una onza de nitrato de potasio. Remuévalo hasta que el polvo blanco se haya mezclado por completo.

No debe haber más de un diez por ciento de salitre. Si se añade más, el incienso se quemará muy rápido; si añade menos de un diez por ciento, puede que el incienso no llegue a arder.

No es difícil conseguir nitrato de potasio. Yo lo compro en las droguerías, (pídalo en la sección de farmacia). Si no tiene suerte allí, acuda a algún proveedor de productos químicos.

A continuación añada el pegamento de Tragacanto, cucharadita a cucharadita. Mézclelo con los demás ingredientes dentro de un recipiente, hasta que todos los ingredientes estén mojados. La textura ha de ser espesa, semejante a una masa. Ahora bien, si espesara demasiado no podría adoptar una forma cónica y tardaría muchísimo en secar. La mezcla ha de ser fácilmente moldeable y conservar la forma adquirida.

Dé forma cónica a la mezcla sobre un papel encerado. Haga unos conos iguales a los que probablemente usted ha comprado alguna vez. Si no le da esa forma, es probable que el incienso no arda bien.

Cuando haya terminado de hacer el cono, déjelo de dos a siete días en un lugar caliente hasta que se seque.

Si desea fabricar una pastilla de incienso, coloque la masa espesa sobre un papel encerado. Córtele con un cuchillo en dados de una pulgada, como si estuviera cortando unos "brownies" pequeños. Sepárelos un poco y déjelos secar.

También puede probar a hacer palitos de incienso. Añada más pegamento de tragacanto al incienso y a la base. La mezcla debe estar mojada y bien espesa. El truco consiste en determinar qué espesor ha de tener el incienso/tragacanto y en hallar los materiales correctos. Los fabricantes profesionales de incienso utilizan unas tablillas finas de bambú, que no son fáciles de conseguir. Así pues, utilice en su lugar tablillas de maderas o bambú de fabricación casera, o bien las pajas de una escoba, unas ramitas muy finas, o esos largos pinchos de cocktail que puede adquirir en algunas tiendas de comestibles y de productos alimenticios orientales.

Introduzca los palitos en la mezcla, déjelos reposar en posición vertical y luego vuelva a sumergirlos. En general, hay que sumergirlos varias veces; es un proceso muy difícil.

Inciensos, Aceites e Infusiones

Cuando se haya acumulado una cantidad suficiente de incienso en los palitos, clávelos en un bloque de arcilla o de otra sustancia para que permanezcan en posición vertical. Deje que se sequen.

Existe otra fórmula para la fabricación de palitos de incienso. Consiste en utilizar una masa más espesa. Coloque la masa sobre el papel encerado y aplástela dando palmaditas hasta que quede muy fina. Coloque el palito sobre la masa y enrolle la masa en el palito. Apriete la masa contra el palito hasta que se pegue al mismo y deje que se seque.

Incluir carbón de leña en esta receta es innecesario y de mal gusto. Le obliga a lavarse las manos muchas veces durante el proceso si bien el carbón de leña tradicional da un olor peculiar al incienso. Esta es otra receta que ha dado buenos resultados:

BASE DE UN CONO DE INCIENSO #2
— 6 partes de Sándalo en polvo (o Cedro, Pino, Enebro)

— 2 partes de Benjuí en polvo (u Olíbano. Mirra, etc.)

— 1 parte de raíz de Lirio triturada

— 6 gotas de aceite esencial (utilice alguno de los ingredientes del incienso en forma oleosa)

— 3 a 5 partes de una mezcla de incienso cargado de poder

En esta receta se utiliza polvo de madera en lugar de carbón de leña. Utilice sándalo si está incluido en la receta del incienso. Si no, utilice cedro, pino o enebro, dependiendo del tipo de incienso que desee preparar. Trate de adaptar la base de madera del incienso a la receta. Si no le es posible, utilice sándalo simplemente.

Mezcle bien los tres primeros ingredientes. Agregue el aceite y mézclelo también. Luego añada de tres a cinco partes del preparado de incienso reducido a polvo. Péselo y añada un diez por ciento de nitrato de potasio.

Mézclelo, agregue el pegamento de tragacanto. Una vez haya mezclado el pegamento con todos los ingredientes dé forma a la masa siguiendo algunos de los métodos que acabamos de explicar.

Reglas para Elaborar Incienso Combustible

Estas son algunas normas que conviene seguir a la hora de preparar un incienso combustible. Debe seguirlas cuando elabore la Base del Cono de Incienso #2. Si no lo hace, el incienso no quemará bien. En este campo hay menos posibilidades de experimentación que en el de los inciensos incombustibles.

En primer lugar ¡nunca utilice más de un diez por ciento de Salitre!

Es conveniente añadir la proporción adecuada de las maderas pulverizadas (Sándalo, Áloe, Cedro, Enebro y Pino) y las gomorresinas (Olíbano, Mirra, Benjuí, Copal), el doble de madera en polvo que de resina. Si hay más materia resinosa, la mezcla no arderá.

Experimente con las proporciones dependiendo del tipo de incienso que vaya a añadir a la base. Asegúrese de que el Olíbano y sustancias afines nunca constituyen más de un tercio de la mezcla final y todo irá bien.

Aunque esto no cubre todos los aspectos de la elaboración del incienso combustible (podrían llenar un libro), quizá le dará una orientación suficiente para que usted pueda preparar sus propios inciensos. Ensaye, pero tenga presente las normas referidas.

Papel de Incienso

El papel de Incienso es una variedad combustible que resulta muy agradable. En este caso, en lugar de utilizar carbón de leña y goma de tragacanto, los principales ingredientes son las tinturas y el papel. Cuando haya terminado, habrá producido varias tiras de un papel muy perfumado que podrá quemar sin grandes preparativos.

Para fabricar papel de incienso coja un trozo de papel secante blanco y córtelo en tiras de trece centímetros de largo y dos de ancho.

A continuaciòn, añada una cucharadita y media de nitrato de potasio a media taza de agua muy tibia y remueva hasta que el salitre se haya disuelto por completo.

Moje las tiras con la solución de salitre hasta que estén bien empapadas, y luego cuélguelas hasta que se sequen.

Ahora tiene la versión en papel de los bloques de carbón de leña utilizados para quemar incienso. Tapar el olor que desprende el papel cuando se quema, constituye un obstáculo a la hora de perfumar las tiras de papel. Por este motivo es necesario utilizar fragancias muy intensas como las tinturas. (Consulte la sección dedicada en este libro a las Tinturas).

Al parecer las tinturas elaboradas con gomas y resinas dan los mejores resultados. He tratado de mejorar los papeles de incienso con auténticos aceites esenciales, pero no he tenido mucho éxito.

Si utiliza tinturas, cárguelas con su necesidad mágica y vierta unas gotas de tinta en una tira de papel. Extienda el líquido por todo el papel y añada más gotas hasta cubrir por completo una de las caras.

Cuelgue la tira para que se seque y guárdela en un recipiente etiquetado y herméticamente cerrado hasta que necesite usarla.

Si desea que la tira seque enseguida, puede encender el horno a baja temperatura, dejar la puerta abierta y colocar la tira de incienso mojada en la repisa del horno. Sáquela cuando esté seca.

En general el papel de incienso debería llevar solo una tintura, no una mezcla. Pero le aconsejo que pruebe varias fórmulas hasta que logre unos resultados satisfactorios.

Para utilizar el papel de incienso colóquelo sobre el incensario. Encienda un extremo con una cerilla y cuando esté llameando, apague la llama de un soplido. Coloque el papel en el incensario y déjelo arder sin llama mientras visualiza o celebra su ritual mágico.

Los papeles del incienso arderán lentamente mientras desprenden un perfume agradable, pero también en este caso los resultados variarán dependiendo de la fuerza de la tintura y del tipo de papel utilizado.

Es posible substituir los bloques de carbón de leña por papeles de incienso corrientes, no perfumados. En caso de utilizar los papeles de incienso para tal fin, mójelos en la solución de nitrato de potasio y deje que se sequen. Luego coloque un papel encendido dentro del incensario y espolvoree una fina capa de incienso sobre el mismo. El papel, al arder, quemará también su incienso.

Tal vez le resulte difícil mantener ardiendo el papel de incienso. El secreto está en dejar que el aire circule debajo del papel. Para asegurar que así suceda, bien puede colocar el papel sobre algún objeto a prueba de calor situado dentro del incensario o llenar el incensario de sal o arena para introducir allí un extremo del papel, como haría si estuviera utilizando unos palitos de incienso. El papel deberá consumirse hasta el final.

Los papeles de incienso constituyen una buena alternativa frente al uso de incienso combustible ordinario. ¡Haga la prueba!

El Incensario

Tanto si utiliza incienso puro como si prefiere los bloques o los papeles de incienso, necesita un quemador de incienso. Son numerosos los objetos que pueden servir como incensarios, desde el objeto dorado, provisto de una cadena y de estilo eclesiástico hasta un recipiente con sal o arena. No importa realmente. Conozco ocultistas que han utilizado el sistema del recipiente con sal durante años (cuando hubieran podido permitirse comprar otros tipos de incensario).

Aunque yo poseo varios, tal vez mi preferido es un mortero procedente de México. Está tallado en lava, se apoya en tres patas y resulta perfecto como incensario.

Su propio gusto le guiará a la hora de determinar qué incensario es el adecuado en cada caso. Si no dispone de otra cosa, utilice un recipiente con sal o arena y ¡adelante! La arena protege del calor tanto el recipiente como la superficie donde éste descansa. También resulta práctica porque permite clavar los palitos de incienso.

Cómo Utilizar el Incienso Combustible

Enciéndalo, apague la llama soplando y colóquelo en el incensario. Mientras arde, trate de visualizar cómo su objetivo mágico se manifiesta en su vida. Es así de sencillo. Tal vez desee encender una vela de color adecuado, impregnada de un aceite esencial que armonice con su objetivo.

El incienso también puede arder sin llama como parte de un ritual más prolongado.

Cómo Utilizar el Incienso Incombustible

Encienda un bloque de carbón de leña autoinflamable y colóquelo en un incensario. Cuando el bloque esté incandescente y el salitre haya dejado de echar chispas, espolvoree aproximadamente media cucharadita de incienso sobre el mismo. Utilice una cuchara pequeña si lo desea. Inmediatamente empezará a arder, y al hacerlo desprenderá un humo perfumado.

Recuerde que al principio es conveniente agregar una pequeña cantidad de incienso. Cuando el humo empiece a disiparse, añada más incienso. Si vierte una cucharada de incienso podría apagar el fuego, así que es preferible utilizar pequeñas cantidades. Los inciensos que contienen cantidades importantes de resinas y gomas (olíbano, mirra etc.), tardan más tiempo en consumirse que los compuestos de maderas y hojas.

No tire la ceniza que se forma sobre el carbón a menos que el incienso empiece a oler mal. En tal caso, raspe con una cuchara el incienso que está ardiendo y las cenizas, y añada otra cucharadita de incienso. El olíbano suele desprender un perfume extraño cuando lleva tiempo ardiendo.

Es posible quemar incienso como parte de una ceremonia mágica, para honrar a las fuerzas superiores, o bien al hacer magia directamente, para librar la casa de elementos negativos y extender vibraciones tranquilas por la misma.

Los Bloques de Carbón de Leña

Son necesarios para quemar el incienso incombustible. Pueden conseguirse en una amplia gama de tamaños, desde más de una pulgada de diámetro (suelen ser redondos) hasta aproximadamente media pulgada. Puede encontrar este tipo de carbón en las tiendas de material ocultista y religioso.

En el proceso de fabricación de estos bloques, se añade nitrato de potasio para facilitar su combustión. Al poner una cerilla encendida en contacto con el bloque se crearán chispas que se extenderán por todo el leño. Puede sujetarlos con las manos pero tenga cuidado con quemarse.O también, coloque el bloque en el incensario y enciéndalo para no quemarse. Esto, sin embargo, resulta más difícil.

Desgraciadamente, algunos de los bloques no son frescos, o han sido expuestos a la humedad, o no han sido empapados suficientemente con la solución de nitrato de potasio, por lo que no resulta fácil encenderlos. Si ésto pasa, enciéndalo varias veces hasta que llegue a estar al rojo, todo por igual. Luego vierta el incienso sobre el mismo.

Inciensos Simples

Son inciensos de una sola hierba que pueden quemarse con carbón de leña. Como no son mezclas, no los he incluído en la lista alfabética de recetas que doy más adelante. Los cito a continuación.

Son inciensos instantáneos y no es necesario mezclar ni medir los ingredientes. Tritúrelos y cárguelos de poder antes de emplearlos:

Benjuí: Para la purificación, la prosperidad y la mejora de las facultades mentales.

Cedro: Quémelo sin llama para la purificación, la protección, para acelerar las curaciones, promover la espiritualidad, y para conseguir dinero.

Canela: Quémelo para acentuar sus facultades psíquicas, atraer dinero, acelerar las curaciones, proporcionar protección y fortalecer el amor.

Clavo: Protección, exorcismo, dinero, amor y purificación.

Copal: Quémelo si desea protección, purificación y limpieza, promover la espiritualidad y purificar cristales de cuarzo y otras piedras, antes de utilizarlas en magia.

Enebro: Exorcismo, protección, curación y amor.

Goma Arábiga: Para la purificación y la protección del hogar.

Helecho: Queme las frondas secas dentro de casa para exorcizar el mal, y fuera de ella para atraer la lluvia.

Inciensos, Aceites e Infusiones

Laurel: Utilice una pequeña cantidad para purificar, curar, proteger y también para acentuar sus facultades psíquicas.

Mirra: Curación, protección, exorcismo, paz, consagración y meditación.

Olíbano: Protección, exorcismo, espiritualidad, amor y consagración.

Pimienta de Jamaica: Quémela si desea dinero, suerte y aumentar sus energías psíquicas.

Pino: Déjelo arder sin llama para el dinero, la purificación, la curación y el exorcismo.

Romero: Para la protección, el exorcismo, la purificación y la curación. Para producir sueño, conservar la juventud, y también para proporcionar amor y aumentar las facultades intelectuales.

Salvia: Quémelo sin llama para la curación y la espiritualidad.

Sándalo: Para la protección, la curación, el exorcismo y la espiritualidad.

Sangre de Dragón: Utilícela para el amor, la protección, el exorcismo y la potencia sexual.

Tomillo: Salud, curación, purificación.

Recetas de Inciensos

Estas recetas incluyen sugerencias sobre las proporciones. También se han incluido varias recetas nuevas y se han mejorado otras.

Aquellos ingredientes que son venenosos, o bien son de uso limitado, han sido marcados con un asterisco (*). ¡Estas hierbas no se recomiendan! Si desea lograr mejores resultados, sustitúyalas por otros ingredientes menos peligrosos. El tabaco siempre resulta adecuado (consulte la introducción a la Parte III).

INCIENSO DE ABRAMELIN
— 2 partes de Mirra
— 1 parte de Madera de Aloe
— una gotas de aceite de Canela

Para entrar en contacto con los espíritus durante las ceremonias, o bien utilícelo como incienso de consagración para santificar el altar o los instrumentos con que lleva a cabo las operaciones mágicas.

INCIENSO DEL AIRE (¡Cuidado!)

— 4 partes de Benjuí
— 2 partes de Almáciga
— 1 parte de Lavanda
— 1 pizca de Ajenjo
— 1 pizca de Muérdago

Para invocar los poderes del elemento Aire, o para aumentar sus facultades intelectuales; Quémelo para los viajes, la comunicación, el estudio y la concentración, o para poner fin a una adicción a las drogas. Deje que arda sin llama durante los ritos adivinatorios.

INCIENSO DEL ALTAR

— 3 partes de Olíbano
— 2 partes de Mirra
— 1 parte de Canela

Quémelo sobre el altar para purificar el área, al igual que se hace con el incienso en general.

INCIENSO DE AFRODITA

— 1 parte de Canela
— 1 parte de Cedro
— unas gotas de Aceite de Ciprés

Quémelo en los rituales destinados a atraer el amor.

INCIENSO DE APOLO

— 4 partes de Olíbano
— 2 partes de Mirra
— 2 partes de Canela
— 1 parte de Laurel

Quémelo durante los ritos adivinatorios y curativos.

INCIENSO DE LAS APARICIONES (¡Cuidado!)
— 3 partes de madera de Aloe
— 2 partes de Coriandro
— 1 parte de Alcanfor
— 1 parte de Artemisa
— 1 parte de Lino
— 1 parte de Anís
— 1 parte de Cardamomo
— 1 parte de Achicoria
— 1 parte de Hachís[‡]

Quémelo para provocar apariciones, si quiere que ocurran.

INCIENSO DE ARIES
— 2 partes de Olíbano
— 1 parte de Enebro
— 3 gotas de aceite de madera de Cedro

Quémelo para incrementar sus propias facultades.

INCIENSO DE LOS VIAJES ASTRALES
— 3 partes de Sándalo
— 3 partes de Benjuí
— 1 parte de Artemisa
— 1 parte de Díctamo de Creta

Queme un poco en una habitación con el fin de ayudar a la protección del cuerpo astral.

INCIENSO DE ACUARIO
— 1 parte de Sándalo
— 1 parte de Ciprés
— 1 parte de resina de Pino

Quémelo como incienso personal o de la casa con el fin de incrementar sus propias facultades.

INCIENSO RITUAL BABILONICO
— 3 partes de Cedro
— 2 partes de Enebro
— 1 parte de Ciprés
— 1 parte de Tamarisco

Quémelo durante los ritos mágicos babilónicos y sumerios, o cuando desee sintonizar con dioses como Innana, Marduk, Enlil, Tiamat y algunas otras divinidades.

INCIENSO DE BELTANE
— 3 partes de Olíbano
— 2 partes de Sándalo
— 1 parte de Aspérula
— 1 parte de pétalos de Rosa
— unas gotas de aceite de Jazmín
— unas gotas de aceite de Neroli

Quémelo en las ceremonias Wiccanas de Beltane (abril 30 o mayo 1°) para la suerte, favores, y la armonía con el cambio estacional.

INCIENSO DE LA UNION (¡Cuidado!)
— 4 partes de Ortiga
— 4 partes de Cardo
— 4 partes de Centinodia
— 1/4 parte de Hierba Mora[‡]
— 1/4 parte de Acónito[‡]

Quémelo cuando se celebran ritos en el exterior para acabar con malos hábitos y pensamientos. Emplee pequeñas cantidades. inhale los humos!

INCIENSO DEL NUEVO NACIMIENTO
— 3 partes de Olíbano
— 1 parte de Gordolobo
— 1 parte de Crisantemo

Quémelo si esta turbado por el fallecimiento de un ser querido.

INCIENSO DE LOS NEGOCIOS

— 2 partes de Benjuí
— 1 parte de Canela
— 1 parte de Albahaca

Quémelo para atraer más clientes.

INCIENSO DE CANCER (CHICOS DE LA LUNA)

— 2 partes de Mirra
— 1 parte de Sándalo
— 1 parte de Eucaliptus
— 1 parte de cáscara de Limón (o unas gotas de aceite de Limón).

Incienso personal del altar o la casa para aumentar sus facultades.

INCIENSO DE CAPRICORNIO

— 2 partes de Sándalo
— 1 parte de Benjuí
— unas gotas de aceite de Pachulí

Incienso personal del altar o la casa para aumentar sus facultades.

INCIENSO MAGICO DE LAS CEREMONIAS

— 3 partes de Olíbano
— 2 partes de Almáciga
— 1 parte de madera de Aloe

Esta fórmula proviene de La Llave de Salomón (ver Bibliografía). Similar a las recetas de los libros mágicos. Para actividades mágicas generales, para aumentar el poder y purificar el área. Otras recetas incluyen ingredientes como Macis, Coñac y Verbena.

INCIENSO MAGICO DE LAS CEREMONIAS #2

— 2 partes de Olíbano
— 1 parte de madera de Aloe
— unas gotas de aceite de Almizcle
— unas gotas de aceite de Ambar Gris

Es un incienso similar al que acabo de describir.

INCIENSO DEL CÍRCULO

— 4 partes de Olíbano

— 2 partes de Mirra

— 2 partes de Benjuí

— 1 parte de Sándalo

— $1/2$ parte de Canela

— $1/2$ parte de pétalos de Rosa

— $1/4$ parte de Verbena

— $1/4$ parte de Romero

— $1/4$ parte de Laurel

Para las operaciones generales que se desarrollan en el círculo, el lugar donde tienen lugar las actividades rituales de los Wiccanos y los magos. El círculo se crea dirigiendo el poder personal hasta formar una esfera de energía que rodea la zona donde se celebra la ceremonia. Es un incienso ritual para todo uso.

INCIENSO LIBERADOR

— 3 partes de Olíbano

— 3 partes de Copal

— 2 partes de Mirra

— 1 parte de Sándalo

Para librar su casa de vibraciones negativas, cuando hay discusiones o cuando la casa parece cargada de irritación, envidia, depresión o miedo. Abra las ventanas cuando quéme esta mezcla.

INCIENSO DE LA CONSAGRACIÓN

— 2 partes de madera de Aleo

— 1 parte de Macis

— 1 parte de Estoraque (o Goma Arábiga)

— 1 parte de Benjuí

Para purificar o consagrar sus instrumentos mágicos, joyas, cristales de cuarzo y otras piedras. Queme este incienso y pase los instrumentos por el humo varias veces. Mientras lo hace, visualice cómo el humo los purifica.

INCIENSO DEL VALOR
— 2 partes de Sangre de Dragón
— 1 parte de Olíbano
— 1 parte de hojas de Geranio Rosa (o unas gotas de aceite de Geranio Rosa)
— unas gotas de bouquet de Tonca
— unas gotas de aceite de Almizcle

Si no puede quemarlo, evoque su aroma y sea fuerte. Si no consigue bouquet de Tonca, use tintura de Tonca o extracto de Vainilla.

INCIENSO PARA LA PURIFICACIÓN DEL CRISTAL
— 2 partes de Olíbano
— 2 partes de Copal
— 1 parte de Sándalo
— 1 parte de Romero
— 1 pizca de Sal muy fina
— 1 pequeña punta de Cristal de Cuarzo purificado

Vierta un poco de incienso sobre el carbón (dejando el cristal en el tarro) Deje que arda y pase los cristales* por el humo para que se purifiquen. Visualice cómo el humo se lleva las impurezas de la piedra. Puede usarse en combinación con otros ritos de purificación.

INCIENSO QUE DESHACE LAS MALDICIONES
— 2 partes de Sándalo
— 1 parte de Laurel

Quémelo por la noche, junto a una ventana abierta, si siente que pesa sobre usted una "maldición". Aunque las maldiciones no son frecuentes, cuando creemos que estamos malditos, lo estamos. Ardalo sin llama y visualice cómo expulsa la energía negativa. Repita este rito siete noches al menguar la Luna, si desea.

---

* Para purificar un cristal de cuarzo pequeño, déjelo al Sol durante unos días, póngalo bajo un chorro de agua durante la noche o entiérrelo durante una semana.

*INCIENSO QUE DESHACE LAS MALDICIONES #2

— 2 partes de Sándalo
— 1 parte de Laurel
— 1 parte de Romero

Tiene los mismos usos que el incienso anterior.

INCIENSO QUE DESHACE LAS MALDICIONES #3

— 2 partes de Olíbano
— 1 parte de Romero
— 1 parte de Sangre de Dragón

Quémelo sin llama para alejar la negatividad en general

INCIENSO DE LA ADIVINACIÓN

— 1 parte de Clavo
— 1 parte de Achicoria
— 1 parte de Cincoenrama

Quémelo sin llama antes o al utilizar las cartas del tarot, los espejos mágicos, las esferas de cristal de cuarzo, las piedras rúnicas, etc. Este incienso no tiene un buen olor.

INCIENSO DE LA ADIVINACIÓN #2

— 2 partes de Sándalo
— 1 parte de cáscara de Naranja
— 1 parte de Macis
— 1 parte de Canela

Tiene la misma utilización que el anterior y huele mejor.

— INCIENSO DE LOS SUEÑOS

— 2 partes de Sándalo
— 1 parte de pétalos de Rosa
— 1 parte de Alcanfor
— unas gotas de bouquet de Nardo
— unas gotas de aceite de Jazmín

Queme un poco en el dormitorio antes de dormir con el fin de que produzca sueños psíquicos. Saque el incensario de la habitación antes de retirarse a la misma. Utilice solo Alcanfor auténtico (vea el Capítulo 4). Si no tiene esta sustancia, eche unas gotas de alcohol de Alcanfor, que podrá conseguir en la mayoría de las farmacias.

INCIENSO DE LA TIERRA (ELEMENTAL)
— 2 partes de resina de Pino o de agujas de Pino
— 1 parte de Pachulí
— 1 pizca de Sal muy fina
— unas gotas de aceite de Ciprés

Para invocar los poderes del elemento Tierra para lograr dinero, estabilidad, etc. (Sobre el elemento Tierra, ver la Parte III).

INCIENSO DE LA TIERRA (PLANETARIO)
— 1 parte de agujas de Pino
— 1 parte de Tomillo
— unas gotas de aceite de Pachulí

Quémelo en honor de la Tierra y en todas las ceremonias en que se venera a la Tierra. (Para más detalles, consulte la Parte III).

INCIENSO EGIPCIO
— 4 partes de Olíbano
— 3 partes de Goma Arábiga
— 2 partes de Mirra
— 1 parte de Cedro
— 1 parte de Enebro
— 1 parte de Cálamo
— 1 parte de Canela

Ha de arder durante los ritos egipcios, o para honrar a cualquier divinidad egipcia como Isis, Osiris, Thot, Anubis, Selket, Heket, etc.

INCIENSO DEL HOGAR (x 8)

— 2 partes de Sangre de Dragón

— 2 partes de Mirra

— 1 parte de Enebro

— $1/2$ parte de Sasafrás

— $1/2$ parte de flores de Naranjo

— $1/2$ parte de pétalos de Rosa

Para un hogar seguro, cálido y con amor. Regáleselo a los demás.

INCIENSO DE ESBAT

— 4 partes de Olíbano

— 3 partes de Mirra

— 2 partes de Benjuí

— 1 parte de Sándalo

— 1 parte de pétalos de Gardenia

— $1/2$ parte de Lirio

— $1/2$ parte de Tomillo

— $1/2$ parte de semillas de Amapola

— $1/2$ parte de pétalos de Rosa

Quémelo en ritos y hechizos dedicados a la Luna Llena, o en cualquier reunión Wiccana, pero no los Sabbats (vea el Glosario).

INCIENSO DE LOS EXORCISMOS

— 3 partes de Olíbalo

— 1 parte de Romero

— 1 parte de Laurel

— 1 parte de Cariofilada

— 1 parte de Artemisa

— 1 parte de Hierba de San Juan

— 1 parte de Angélica

— 1 parte de Albahaca

Abra las ventanas al quemarlo donde hay perturbaciones, como haría con un incienso purificador. Respire por la boca mientras este incienso arde sin llama.

INCIENSO DEL FUEGO (ELEMENTAL)
— 3 partes de Olíbano
— 2 partes de Sangre de Dragón
— 1 parte de Sándalo Rojo
— 1 pizca de Azafrán
— unas gotas de aceite de Almizcle

Quémelo sin llama para juntar los poderes del Fuego, el éxito, la fuerza, la protección, la salud y la pasión. Una pizca de Azafrán auténtico es suficiente. Si no tiene, use cáscara de naranja.

INCIENSO DE FUEGO DE AZRAEL
— 1 parte de Sándalo
— 1 parte de Cedro
— 1 parte de Enebro

Quémelo cuando mire a través de la bola de cristal, o échelo sobre el carbón sin llamas. Mire las brasas para ver imágenes. Este rito es mejor de noche en una playa. Buen incienso inductor del psiquismo.

INCIENSO "PARA EMERGENCIAS" (¡Cuidado!)
(inspirado en la canción de Jim Alan "Talkin" Wicca Blues")
— 3 partes de Olíbano
— 2 partes de Sangre de Dragón
— 2 partes de Mirra
— 1 parte de Romero
— 1 parte de Asa fétida‡
— 1 parte de Pimentón‡
— 1 parte de "Grains of Paradise"
— 1 parte de Ruda‡
— 1 parte de Ajo‡

Libérese de malos espíritus y criaturas desagradables. Salga de la habitación mientras arde. Las hierbas con un (‡) no son peligrosas, pero su humo produce irritación en los ojos, la nariz y los pulmones.

---

‡ Plantas que pueden afectar la salud.

INCIENSO DEL RITO DE LA LUNA LLENA

— 3 partes de Olíbano
— 1 parte de Sándalo

Para los ritos de la Luna Nueva, o para armonizar con la Luna.

INCIENSO DEL RITO DE LA LUNA LLENA #2

— 2 partes de Sándalo
— 2 partes de Olíbano
— $1/2$ parte de pétalos de Gardenia
— $1/4$ parte de pétalos de Rosa
— unas gotas de aceite de Ambar Gris

Este incienso es como el que acabo de describir

INCIENSO DEL RITO DE LA LUNA LLENA #3

— 3 partes de pétalos de Gardenia
— 2 partes de Olíbano
— 1 parte de pétalos de Rosa
— $1/2$ parte de Lirio
— unas gotas de aceite de Sándalo

Otro incienso similar a los otros dos anteriores.

INCIENSO DE LOS JUEGOS DE AZAR

— 2 partes de Almáciga
— 2 partes de Olíbano

Ha de quemarlo antes de apostar.

INCIENSO DE GEMINIS

— 2 partes de Almáciga
— 1 parte de Cidra (o una parte de cáscara de Limón
  o Naranja mezcladas)
— $1/2$ parte de Macis

Incienso personal (de altar o casa) para aumentar sus facultades.

INCIENSO DE LAS DIOSAS Y DIOSES GRIEGOS
— 4 partes de Olíbano (consagrado a Apolo)
— 2 partes de Mirra (Deméter)
— 1 parte de Pino (Poseidón)
— 1 parte de pétalos de Rosa (Afrodita)
— 1 parte de Salvia (Zeus)
— 1 parte de corteza de Sauce Blanco (Perséfona)
— unas gotas de aceite de Oliva (Atenea)
— unas gotas de aceite de Ciprés (Artemisa/Hécate)

Haga que este incienso arda en su honor.

INCIENSO CURATIVO
— 1 parte de Romero
— 1 parte de bayas de Enebro

Quémelo para acelerar la curación al tiempo que la visualiza.

INCIENSO CURATIVO #2
— 2 partes de Mirra
— 1 parte de Canela
— 1 pizca de Azafrán

Este incienso es como el anterior.

INCIENSO CURATIVO #3
— 3 partes de Mirra
— 2 partes de Nuez Moscada
— 1 parte de Cedro
— 1 parte de Clavo
— $1/2$ parte de Melisa
— $1/2$ parte de semillas de Amapola
— unas gotas de aceite de Pino
— unas gotas de aceite de Almendras

Este tercero es como los dos anteriores.

INCIENSO CURATIVO #4
— 3 partes de Mirra
— 1 parte de pétalos de Rosa
— 1 parte de Eucaliptus
— 1 pizca de Azafrán
— unas gotas de aceite de Cedro

INCIENSO CURATIVO #5
— 2 partes de bayas de Enebro
— 1 parte de Romero

INCIENSO DE HECATE
— 3 partes de Sándalo
— 2 partes de Ciprés
— 1 parte de Hierbabuena o Menta Verde

Para venerar a esta diosa, quémelo en ocasiones críticas o durante un rito celebrado bajo la Luna Menguante.

INCIENSO DE LOS HONORES
— 2 partes de Benjuí
— 1 parte de madera de Aloe
— 1/2 parte de Lepidio (o Ruda)

Quémelo para solicitar honores y favores.

INCIENSO DEL DIOS CON CUERNOS
— 2 partes de Benjuí
— 1 parte de Cedro
— 1 parte de Pino
— 1 parte de bayas de Enebro
— unas gotas de aceite de Pachulí

Quémelo para honrarle a él y a sus numerosas apariencias, especialmente durante los ritos Wiccanos.

INCIENSO PURIFICADOR DE LA CASA
— 3 partes de Olíbano
— 2 partes de Sangre de Dragón
— 1 parte de Mirra
— 1 parte de Sándalo
— 1 parte de Betónica
— ½ parte de semilla de Eneldo
— unas gotas de aceite de Geranio Rosa

Quémelo por lo menos una vez al mes para purificar el hogar, quizás sea conveniente que lo haga con Luna Llena. Asimismo, queme esta mezcla en la casa nueva antes de mudarse a ella.

INCIENSO DE IMBOLC
— 3 partes de Olíbano
— 2 partes de Sangre de Dragón
— 1 parte de Sinamomo
— ½ parte de Sándalo Rojo
— unas gotas de Vino Tinto

Añada una pizca de la primera flor que pueda conseguir en su región (primero diséquela) en la época de Imbolc (febrero 1°). Quémelo durante las ceremonias Wiccanas que tengan lugar en Imbolc, o simplemente para sintonizar con el renacimiento simbólico del Sol, el final del invierno y la esperanza de la primavera.

INCIENSO CONTRA INCUBUS

— 2 partes de Sándalo
— 2 partes de Benjuí
— 2 partes de madera de Aloe
— 2 partes de Cardamomo
— $1/2$ parte de Canela
— $1/2$ parte de Clavo
— $1/2$ parte de Clavel
— $1/2$ parte de Nuez Moscada
— $1/2$ parte de Cálamo
— $1/2$ parte de "Birthwort"
— $1/2$ parte Jengibre
— $1/2$ parte de Pimienta
— $1/2$ parte de Macis
— $1/2$ parte de semilla de "Cubeb"
— unas gotas de Coñac

Mezcla que se quema para rechazar al Incubus (ver el Glosario).

INCIENSO DE ISIS

— 3 partes de Mirra
— 2 partes de Sándalo
— 1 parte de Olíbano
— 1 parte de pétalos de Rosa
— unas gotas de bouquet de Loto (ver Capítulo 4)

Para venerar a Isis. Puede quemarlo durante cualquier tipo de operación mágica, ya que Isis es la Diosa de todas las cosas.

INCIENSO DE JUPITER (PLANETARIO)

— 2 partes de madera de Aloe
— 1 parte de Benjuí
— 1 parte de Estoraque (o Goma Arábiga)
— $1/4$ parte de semilla de Fresno
— 1 pizca de polvos de Lapislázuli
— unas gotas de aceite de Oliva

Mézclelo y quémelo. Esta fórmula poco corriente contiene una piedra (lapislázuli) y también podría mezclarse y llevarse a modo de talismán de Júpiter. ¡Quémelo en los hechizos relacionados con las riquezas, la expansión, la ley y la suerte!

INCIENSO DE JUPITER #2

— 3 partes de Olíbano

— 1 parte de Macis

— 1 parte de Cardamomo

— $1/2$ parte de "Balm of Gilead"

— $1/4$ parte de hojas de Roble pulverizadas

— $1/8$ parte de cáscara de Granada pulverizada

— 1 pizca de azafrán

— unas gotas de aceite de Ambar Gris

Este incienso es como el anterior.

INCIENSO DE JUPITER #3

— 1 parte de Clavo

— 1 parte de Nuez Moscada

— 1 parte de Canela

— $1/2$ parte de Melisa

— $1/2$ parte de cáscara de Limón (o la misma cantidad de Limón seco y de cáscara de Naranja).

Este tercero es como los anteriores.

KYPHI

— 4 partes de Olíbano
— 2 partes de Benjuí
— 2 partes de Almáciga
— 2 partes de Mirra
— 1 parte de Cedro
— 1 parte de "Galangal" (o Jengibre)
— ½ parte de Cálamo (o Vetiver)
— ½ parte de Cardamomo
— ½ parte de Canela
— ½ parte de Lirio
— ½ parte de Casia
— ½ parte de Ciprés
— ½ parte de bayas de Enebro
— unas gotas de bouquet de Loto
— unas gotas de Vino
— unas gotas de Miel
— 7 pasas

Mezcle bien los ingredientes secos ya triturados. Déjelo reposar en un recipiente cerrado por dos semanas. En otro recipiente mezcle el aceite, el vino, la miel y las pasas. Añada esta mezcla a los ingredientes secos y mezcle todo con las manos. Déjelo reposar por otras dos semanas. Luego, si así lo desea, puede triturarlo hasta convertirlo en un polvo bien fino. El Kyphi se utiliza en los ritos nocturnos para invocar a los Dioses egipcios y como incienso mágico. (Esta receta es una versión depurada de las aparecidas en el Arte de las Hierbas Mágicas).

KYPHI #2 (*Versión simplificada*)

— 3 partes de Olíbano
— 2 partes de Benjuí
— 2 partes de Mirra
— 2 gotas de bouquet de Loto
— 2 gotas de Vino
— 2 gotas de Miel
— 1 parte de bayas de Enebro
— 1 parte de "Galangal"
— $1/2$ parte de Canela
— $1/2$ parte de Cedro
— unas pasas

Mézclelo y quémelo y utilícelo como el anterior.

INCIENSO DE LEO

— 2 partes de Almáciga
— 1 parte de Sándalo
— 1 parte de bayas de Enebro

Incienso personal del altar/casa, para incrementar sus facultades.

INCIENSO DE LIBRA

— 2 partes de Sándalo
— 1 parte de Tomillo
— unas gotas de aceite de Rosas

Utilícelo como incienso personal del altar o de la casa, con el fin de incrementar sus facultades.

INCIENSO DE LA "CERRADURA"

— 3 partes de Olíbano
— 2 partes de bayas de Enebro
— 1 parte de Vetiver
— $1/2$ parte de Comino

Para proteger su hogar de los ladrones: en el día deje que el incienso arda en un incensario delante de la puerta, luego llévelo a todos los rincones de la casa (puertas, ventanas, sótanos, etc.), por donde podrían entrar los ladrones. Visualice como el humo forma una barrera invisible e impenetrable. Camine en círculo por la casa en dirección de las agujas del reloj. Llene el incensario cuando sea necesario. Repita esta operación todos los meses en Luna Llena, si es posible, o cuando lo necesite. El propósito es "cerrar con llave" el hogar para impedir la entrada de intrusos. No olvide de cerrar sus puertas con cerrojo.

INCIENSO DEL AMOR

— 2 partes de Sándalo
— 1/2 parte de Albahaca
— 1/2 parte de Bergamota
— unas gotas de aceite de Rosas
— unas gotas de aceite de Lavanda

Para atraer y fortalecer el amor que siente por los demás.

INCIENSO DEL AMOR #2

— 2 partes de Sangre de Dragón
— 1 parte de Lirio
— 1/2 parte de Canela
— 1/2 parte de pétalos de Rosa
— unas gotas de aceite de Almizcle
— unas gotas de aceite de Pachulí

Este incienso es como el anterior.

INCIENSO LUGHNASADH

— 2 partes de Olíbano
— 1 parte de Brezo
— 1 parte de flor de Manzano
— 1 pizca de hojas de Zarzamora
— unas gotas de aceite de Ambar Gris

Queme este incienso en las ceremonias Wiccanas celebradas el 1 ó 2 de agosto, para estar en armonía con el tiempo de recolección.

Inciensos, Aceites e Infusiones

INCIENSO DE MABON
— 2 partes de Olíbano
— 1 parte de Sándalo
— 1 parte de Ciprés
— 1 parte de Enebro
— 1 parte de Pino
— 1 pizca de hoja de roble pulverizada
— $\frac{1}{2}$ parte de "Oakmoss" (musgo del roble), o unas gotas de bouquet de "oakmoss"

Quémelo durante la celebración de las ceremonias Wiccanas de Mabon (el Equinoccio de Otoño, alrededor del 21 de septiembre), o en ésta época, para estar en armonía con el cambio de estación.

INCIENSO DE MARTE (PLANETARIO)
— 4 partes de Benjuí
— 1 parte de agujas de Pino (o resina)
— 1 pizca de Pimienta Negra

Para atraer el influjo de Marte. Hechizos relacionados con la lujuria, fortaleza física, competiciones, ritos del hombre, etc.

INCIENSO DE MARTE #2
— 2 partes de "Galangal"
— 1 parte de Coriandro
— 1 parte de Clavo
— $\frac{1}{2}$ parte de Albahaca
— 1 pizquita de Pimienta Negra

Este incienso es como el anterior.

INCIENSO DE MARTE #3
— 2 partes de Sangre de Dragón
— 1 parte de Cardamomo
— 1 parte de Clavo
— 1 parte de "Grains of Paradise"

Este incienso es como los dos anteriores.

INCIENSO DE LA RUEDA DE LA MEDICINA
— 2 partes de Salvia
— 1 parte de "sweetgrass"
— 1 parte de resina o agujas de pino
— 1 parte de raíces de "Osha" (o raíces de Angélica)
— 1 pizquita de Tabaco

Quémelo en ritos de culto a los dioses y espíritus de los indios americanos, y para estar en armonía con las energías de esta tierra.

INCIENSO DE LA MEDITACIÓN
— 1 parte de Goma de Acacia (o Goma Arábiga)
— 1 parte de Sándalo

Queme un poco antes de meditar para relajar la mente consciente.

INCIENSO DE MERCURIO (PLANETARIO)
— 2 partes de Benjuí
— 1 parte de Macis
— $1/2$ parte de Mejorana
— unas gotas de aceite de Lavanda

Para invocar sus poderes, o hechizos relacionados con la inteligencia, los viajes, la adivinación, etc. (vea la parte III).

INCIENSO DE MERCURIO #2
— 2 partes de Benjuí
— 1 parte de Olíbano
— 1 parte de Macis

Este incienso es como el anterior.

INCIENSO DE MERCURIO #3
— 2 partes de Sándalo
— 1 parte de Almáciga
— $1/2$ parte de Lavanda (o unas gotas de aceite esencial de Lavanda)

Este incienso es como los dos anteriores.

INCIENSO MÁGICO MEXICANO
— 2 partes de Copal
— 1 parte de Olíbano
— 1 parte de Romero

Para los ritos mágicos y del pueblo Mexicano–americano.

INCIENSO DE SOLSTICIO DE VERANO
— 2 partes de Sándalo
— 1 parte de Artemisa
— 1 parte de Camomila
— 1 parte de pétalos de Gardenia
— unas gotas de aceite esencial de Rosas
— unas gotas de aceite esencial de Lavanda
— unas gotas de aceite esencial de Milenrama

Quémelo en las ceremonias Wiccanas del Solsticio de Verano (hacia el 21 de junio) para armonizar con las estaciones y con el Sol.

INCIENSO DE SOLSTICIO DE VERANO #2
— 3 partes de Olíbano
— 2 partes de Benjuí
— 1 parte de Sangre de Dragón
— 1 parte de Tomillo
— 1 parte de Romero
— 1 pizca de Verbena
— unas gotas de Vino Rojo

Este incienso es como el anterior.

INCIENSO DE LA LUNA
— 2 partes de Olíbano
— 1 parte de Sándalo
— unas gotas de aceite esencial de Eucaliptus
— unas gotas de aceite esencial de Jazmín
— unas gotas de aceite esencial de Alcanfor

Quémelo si desea captar su flujo y también durante las actividades psíquicas, la magia del amor, las curaciones, los ritos relacionados con el hogar y la magia de los sueños.

INCIENSO DE LA LUNA #2

— 4 partes de Sándalo
— 2 partes de madera de Aloe
— 1 parte de Eucaliptus
— 1 parte de semilla de Pepino en polvo
— 1 parte de Artemisa
— 1 parte de "Selenotrope"
— $\frac{1}{2}$ parte de flores de Ranúnculo
— unas gotas de aceite de Ambar Gris

Sigo sin saber qué es el "selenotrope"; puede utilizar en su lugar Gardenia o Jazmín.

INCIENSO DE LA LUNA #3

— 2 partes de bayas de Enebro
— 1 parte de Lirio
— 1 parte de Cálamo
— unas gotas de alcohol de Alcanfor (o tintura de Alcanfor; o $\frac{1}{4}$ de alcanfor auténtico)
— unas gotas de bouquet de Loto

Este incienso es como los dos anteriores.

INCIENSO DE LA LUNA #4

— 2 partes de Mirra
— 2 partes de pétalos de Gardenia
— 1 parte de pétalos de Rosa
— 1 parte de cáscara de Limón
— $\frac{1}{2}$ parte de Alcanfor
— unas gotas de aceite esencial de Jazmín

INCIENSO DEL FUEGO DE LA LUNA

— 1 parte de Rosa
— 1 parte de Lirio
— 1 parte de Laurel
— 1 parte de Enebro
— 1 parte de Sangre de Dragón
— $1/2$ parte de Nitrato de Potasio

Quémelo cuando practique la adivinación y para el amor y la armonía. Se utiliza Nitrato de Potasio en este incienso para que eche chispas y esté al rojo. Si añade demasiado explotará.

INCIENSO DE LAS NUEVE MADERAS

— 1 parte de madera de Serbal
— 1 parte de madera de Manzano
— 1 parte de madera de Cornejo
— 1 parte de madera de Alamo
— 1 parte de madera de Enebro
— 1 parte de madera de Cedro
— 1 parte de madera de Pino
— 1 parte de ramas de Acebo
— 1 parte de madera de Saúco (o Roble)

Coja el aserrín resultante, mézclelos y queme el incienso en el interior de un edificio (si es necesario hacer un fuego ritual, pero no resulta práctico). El incienso despide un aroma similar al de un fuego de campamento al aire libre.

INCIENSO DEL OFERTORIO

— 2 partes de Olíbano
— 1 parte de Mirra
— 1 parte de Canela
— $1/2$ parte de pétalos de Rosa
— $1/2$ parte de Verbena

Quémelo para venerar a los Dioses y como ofrenda.

INCIENSO DE OSTARA
— 2 partes de Olíbano
— 1 parte de Benjuí
— 1 parte de Sangre de Dragón
— $1/2$ parte de Nuez Moscada
— $1/2$ parte de flores de Violeta (o unas gotas de aceite esencial de Violeta)
— $1/2$ parte de cáscara de Naranja
— $1/2$ parte de pétalos de Rosa

Quémelo durante los ritos Wiccanos celebrados en Ostara (el Equinoccio de Primavera, entre el 20 y el 24 de marzo), o para dar la bienvenida a la primavera y estimular la vida.

INCIENSO DE PELE
— 2 partes de Olíbano
— 1 parte de Sangre de Dragón
— 1 parte de Sándalo Rojo
— 1 parte de cáscara de Naranja
— 1 parte de Canela
— unas gotas de aceite esencial de Clavo

Quémelo mientras venera a Pele*, la diosa hawaiana de los volcanes; cuando necesite energías adicionales para la celebración de cualquier rito; cuando se sienta manipulado por los demás, o en los conjuros con el Fuego. Para llenarse del poder de Pele.

— INCIENSO DE PISCIS
— 2 partes de Olíbano
— 1 parte de Eucaliptus
— 1 parte de cáscara de Limón
— unas gotas de aceite esencial de Sándalo

Incienso personal (de altar o casa) para aumentar sus facultades.

---

* Pele no es solo una Diosa destructora; es creadora y auténtica Diosa Madre. "Creadora de tierras nuevas cuando su lava avanza hacia el mar". Es una diosa muy respetada todavía en la cultura Hawayana.

Inciensos, Aceites e Infusiones

INCIENSO PLANETARIO GENERAL (¡Cuidado!)

— 1 parte de Mirra
— 1 parte de Olíbano
— 1 parte de Almáciga
— 1 parte de Alcanfor
— 1 parte de Costo
— 1 parte de Sándalo Rojo
— 1 parte de Opopánaco
— 1 parte de madera de Aloe
— 1 parte de Estoraque
— 1 parte de Tomillo
— 1 parte de Euforbio[‡]

Para toda actividad mágica. La sustancia nociva, Euforbio, puede sustituirse por Tabaco. Puede usar goma Arábiga en lugar de Estoraque. La goma de Apopánaco es imposible de obtener; utilice aceite esencial de Apopágeno o substitúyalo por goma Arábiga.

INCIENSO DE LAS PROFECÍAS (¡Cuidado!)

— 1 parte de semilla de Coniza
— 1 parte de raíz de Violeta
— 1 parte de Perejil
— 1 parte de Cañamón[‡]

Quémelo cuando practique las artes adivinatorias y en las operaciones psíquicas.

INCIENSO DE LOS SUEÑOS PROFÉTICOS

— 2 partes de Olíbano
— 1 parte de "Buchu"

Quémelo antes de acostarse para estimular la faceta psíquica de su mente para que produzca sueños reveladores del futuro, y para asegurar que la mente consciente los recordará por la mañana.

INCIENSO DE LA PROSPERIDAD
— 2 partes de Olíbano
— 1 parte de Canela
— 1 parte de Nuez Moscada
— 1 parte de Melisa
— 1 parte de Cidra

Quémelo para atraer riquezas.

INCIENSO PROTECTOR
— 2 partes de Olíbano
— 1 parte de Sangre de Dragón
— $1/2$ parte de Betónica

Quémelo para la protección física y psíquica. Quémelo mientras visualiza.

INCIENSO PROTECTOR #2
— 2 partes de Olíbano
— 1 parte de Sándalo
— $1/2$ parte de Romero

Este incienso es como el anterior.

INCIENSO PROTECTOR #3
— 1 parte de Olíbano
— 1 parte de Mirra
— $1/2$ parte de Clavo

Este tercero es como los dos anteriores.

INCIENSO PROTECTOR #4
— 2 partes de Olíbano
— $1/2$ parte de Comino

INCIENSO PROTECTOR #5

— 4 partes de Olíbano

— 3 partes de Mirra

— 2 partes de bayas de Enebro

— 1 parte de Romero

— $\frac{1}{2}$ parte de Cariofilada

— $\frac{1}{2}$ parte de Artemisa

— $\frac{1}{2}$ parte de Milenrama

— $\frac{1}{2}$ parte de Hierba de San Juan

— $\frac{1}{2}$ parte de Angélica

— $\frac{1}{2}$ parte de Albahaca

INCIENSO PROTECTOR #6

— 2 partes de Olíbano

— 1 parte de Copal

— 1 parte de Sangre de Dragón

INCIENSO PSÍQUICO

— 3 partes de Olíbano

— 1 parte de Bistorta

Quémelo si desea aguzar las facultades psíquicas.

INCIENSO PSÍQUICO #2

— 3 partes de Sándalo

— 1 parte de goma de Acacia (o Goma Arábiga)

Este incienso es como el anterior.

INCIENSO PSÍQUICO #3

— 1 parte de Olíbano

— 1 parte de Sándalo

— 1 parte de Canela

— 1 parte de Nuez Moscada

— unas gotas de aceite esencial de Naranja

— unas gotas de aceite esencial de Clavo

INCIENSO PURIFICADOR (¡Cuidado!)

— 4 partes de Olíbano
— 2 partes de Laurel
— 1 parte de Alcanfor
— 1 pizca de Sal fina
— 1 pizca de Azufre[‡]

Quémelo si desea purificar el ambiente perturbado del hogar. Deje abiertas las ventanas y no inhale el humo sulfuroso.

INCIENSO PURIFICADOR #2

— 2 partes de Sándalo
— 1 parte de Canela

Otro incienso como el anterior. Aunque el azufre no figura entre los ingredientes de esta fórmula, conviene dejar abiertas las ventanas al celebrar todo tipo de ritos de purificación.

INCIENSO PURIFICADOR #3

— 3 partes de Olíbano
— 1 parte de Verbena

Este incienso es como los dos anteriores.

INCIENSO DE LA LLUVIA (¡Cuidado!)

— 4 partes de Brezo
— 1 parte de Helecho
— ½ parte de Beleño[‡]

Quémelo al aire libre en una colina solitaria con el fin de atraer la lluvia. No inhale el humo.

INCIENSO PARA "LEVANTAR A LOS MUERTOS"

— 1 parte de Lepidio
— 1 parte de Estoraque Rojo
— 1 pizca de Azafrán
— unas gotas de aceite de Almizcle

Fumigue con ella las tumbas de los muertos para que se reúnan los espíritus y los fantasmas, así está escrito en los textos antiguos.

INCIENSO DE LAS RIQUEZAS Y LOS FAVORES

— 2 partes de Benjuí
— 1 parte de madera de Aloe
— ½ parte de Lepidio
— ½ parte de Clavo

Quémelo cuando necesite favores y riquezas.

INCIENSO DEL SABBAT

— 4 partes de Olíbano
— 2 partes de Mirra
— 2 partes de Benjuí
— ½ parte de Laurel
— ½ parte de Hinojo
— ½ parte del Sello de Salomón
— ½ parte de Tomillo
— ½ parte de Poléo
— ¼ parte de Ruda
— ¼ parte de Ajenjo
— ¼ parte de Camomila
— ¼ parte de pétalos de Rosa

Quémelo durante los Sabbats Wiccanos.

INCIENSO DE SAGITARIO

— 2 partes de Olíbano
— 1 parte de Mirra
— 1 parte de Clavo

Utilícelo como incienso personal del altar o de la casa, con el fin de incrementar sus propias facultades.

INCIENSO AZTECA PARA SAHUMAR

— 3 partes de Copal

— 2 partes de Olíbano

— 1 parte de Romero

— 1 parte de Salvia

— 1 parte de "Lemongrass"

— 1 parte de Laurel

— $1/2$ parte de Caléndula

— $1/2$ parte de Yerba Santa

Se utiliza en las antiguas ceremonias aztecas y en la magia popular mexicana-americana. Puede emplearlo como incienso purificador en general. Hace unos diez años, una mujer latina me habló de la existencia de esta mezcla. Ella tenía una herboristería no muy lejos de mi hogar. Luego vi que estaba a la venta en algunas botánicas (almacenes de hierbas y material ocultista) de Tijuana. Es un incienso famoso entre los que practican la magia popular mexicana.

INCIENSO DE SATURNO (PLANETARIO) (¡Cuidado!)

— 2 partes de Olíbano

— 2 partes de semilla de Amapola

— 1 parte de Goma Arábiga

— 1 parte de Mirra

— $1/4$ parte de semilla de Beleño[‡]

— $1/4$ parte de Mandrágora[‡]

— una gotas de aceite de Oliva

Quémelo para captar el influjo de Saturno; utilícelo en los sortilegios relacionados con edificios, el estudio de la vida pasada, la eliminación de enfermedades, plagas y hábitos negativos. Este incienso puede poner en peligro su salud; si busca un incienso de Saturno recomendado, lea la fórmula #3 que aparece a continuación o substituya el Beleño y la Mandrágora por $1/2$ parte de Tabaco.

INCIENSO DE SATURNO #2 (¡Cuidado!)

— 2 partes de Ciprés
— 2 partes de hojas de Fresno
— 1 parte de Alumbre
— 1 parte de goma de "Scammony"
— 1 parte de Asa fétida‡
— 1 parte de Azufre‡
— ¼ parte de Hierba Mora Negra‡

Otro incienso como el anterior, y no se recomienda su uso. Si se suprime la hierba mora negra, el incienso resulta bastante inocuo pero sigue oliendo muy mal.

INCIENSO DE SATURNO #3

— 2 partes de Sándalo
— 2 partes de Mirra
— 1 parte de Díctamo de Creta
— unas gotas de aceite esencial de Ciprés
— unas gotas de aceite esencial de Pachulí

Esta es la fórmula de incienso de Saturno que recomiendo. Si va a utilizar una de estas cuatro fórmulas ¡escoja ésta!

INCIENSO DE SATURNO #4 (¡Cuidado!)

— 1 parte de Lepidio
— 1 parte de Mandrágora‡
— 1 parte de Mirra
— una gotas de aceite de Almizcle

INCIENSO DE ESCORPIO

— 2 partes de Olíbano
— 1 parte de "Galangal"
— 1 parte de resina de Pino

Incienso personal (de altar o casa) para aumentar sus facultades.

INCIENSO PARA MIRAR A TRAVÉS DE LA BOLA DE CRISTAL

— 1 parte de Artemisa

— 1 parte de Ajenjo

Queme una pequeña cantidad antes de mirar la bola de cristal de cuarzo, las llamas, el agua etc. Le advierto que este incienso no huele muy bien.

INCIENSO DE LAS VISIONES

— 2 partes de Almáciga

— 2 partes de Enebro

— 1 parte de Sándalo

— 1 parte de Canela

— 1 parte de Cálamo

— unas gotas de aceite esencial de Ambar Gris

— unas gotas de aceite esencial de Pachulí

Mézclelo, cárguelo de poder y quémelo para aumentar la conciencia psíquica. Existen otras variantes que contienen hachís.

INCIENSO DE LOS ESPÍRITUS (¡Cuidado!)

— 4 partes de Coriandro

— 1 parte de "Smallage" (Perejil)

— 1/4 parte de Beleño[‡]

— 1/4 parte de Cicuta[‡]

Quémelo al aire libre con el fin de reunir a los espíritus. ¡No inhale el humo! es una advertencia que ya hemos hecho en otros casos.

INCIENSO DE LOS ESPÍRITUS #2 (¡Cuidado!)

— Raíz de *Sagapen* (?)

— Jugo de Cicuta[‡]

— Jugo de Beleño[‡]

— *Tapsus barbatus* (?)

— Sándalo Rojo

— Semilla de Amapola Negra

Inciensos, Aceites e Infusiones

Humee para que aparezcan espíritus y siluetas extrañas. Si desea que huyan, agregue perejil a esta mezcla, pues este vegetal ahuyenta los espíritus y destruye las visiones (aparentemente tiene una función contraria a la del Incienso de los Espíritus #1). Esta fórmula de quinientos años de antigüedad es prácticamente imposible de componer. He incluido esta receta por ser un ejemplo de un auténtico incienso de hierba utilizado en la antigüedad. La mayoría de los inciensos de estas características resultan tan complicados de elaborar como éste. ¿Qué es la "raíz de la mala hierba denominada Sagapen"? ¡No tengo ni idea!

INCIENSO DE LOS ESPÍRITUS #3

— 1 parte de Anís
— 1 parte de Coriandro
— 1 parte de Cardamomo

Quémelo para que los espíritus se reúnan.

INCIENSO DE LOS ESPÍRITUS #4

— 1 parte de Sándalo
— 1 parte de Lavanda

Quémelo sobre el altar para invitar a las energías buenas (o espíritus buenos) a estar presentes en los ritos mágicos.

INCIENSO DE LOS ESPÍRITUS #5

— 2 partes de Sándalo
— 1 parte de corteza de Sauce

Quémelo al aire libre cuando la Luna está en cuarto creciente.

INCIENSO DE LOS ESPÍRITUS #6

— 3 partes de madera de Aloe
— 1 parte de Costo
— 1 parte de Croco o Azafrán
— unas gotas de aceite esencial de Ambar Gris
— unas gotas de aceite esencial de Almizcle

INCIENSO DE LOS ESPÍRITUS #7 (¡Cuidado!)

— 3 partes de Olíbano
— 2 partes de Coriandro
— 1 parte de raíz de Hinojo
— 1 parte de Casia
— ¹/₂ parte de Beleño[‡]

Reúna todos los ingredientes y llévelos a un bosque oscuro y encantado. Espolvoree Gordolobo seco o Pachulí sobre el tronco de un árbol viejo. Coloque sobre éste unas velas negras, un incensario y el incienso y espere hasta que las velas se apaguen repentinamente. Allí, en la oscuridad, alrededor de usted, estarán los espíritus. Para deshacerse de ellos habrá que quemar Olíbano o Asa Fétida.

Quizá se preguntará por qué he incluido siete Inciensos de los Espíritus en este libro. La razón es que se trata de fórmulas tradicionales. No recomiendo la utilización de estas recetas; ellas forman parte del patrimonio pintoresco de los magos especializados en hierbas y de los magos en general. Vuelvo a repetir lo que ya expuse en el Capítulo 1: no se hace magia utilizando a los espíritus. La magia consiste en dirigir el poder personal (la energía que hay en nuestro interior), y el poder de la Tierra (el que existe en las plantas y las piedras) para alcanzar los objetivos. Además, ¿qué haría usted con todos esos espíritus si aparecieran realmente?.

INCIENSO PARA ALEJAR LOS ESPÍRITUS (¡Cuidado!)

— 1 parte de Calamenta
— 1 parte de Peonia
— 1 parte de Menta (Menta Verde)
— ¹/₄ parte de habas de Ricino[‡]

Quémelo al aire libre para alejar los malos espíritus y las figuraciones vanas. Si desea emplear esta fórmula, utilice unas gotas de aceite de Ricino en lugar de las Habas, pues éstas son venenosas.

INCIENSO PARA ALEJAR LOS ESPÍRITUS #2
— 2 partes de semilla de Hinojo
— 2 partes de semilla de Eneldo
— ½ parte de Ruda

Otro incienso como el anterior.

INCIENSO DEL ESTUDIO
— 2 partes de Almáciga
— 1 parte de Romero

Quémelo con el fin de fortalecer la mente consciente para el estudio, desarrollar la concentración y mejorar la memoria.

INCIENSO DEL ÉXITO
— 3 partes de madera de Aloe
— 2 partes de Estoraque Rojo
— 1 parte de Nuez Moscada

Quémelo para alcanzar el éxito en todas las empresas. Como no es posible conseguir Estoraque rojo (ni ninguna clase de Estoraque), utilice en su lugar Olíbano o goma Arábiga.

INCIENSO DEL SOL
— 3 partes de Olíbano
— 2 partes de Mirra
— 1 parte de madera de Aloe
— ½ parte de Clavel
— ½ parte de "Balm de Gilead"
— ½ parte de Laurel
— unas gotas de aceite esencial de Almizcle
— unas gotas de aceite de Oliva
— unas gotas de aceite esencial de Ambar Gris

Capte el influjo del Sol. Úselo en los hechizos relacionados con las promociones, la amistad, la curación, la energía y los poderes mágicos.

INCIENSO DEL SOL #2

— 3 partes de Olíbano
— 2 partes de Sándalo
— 1 parte de Laurel
— 1 pizca de Azafrán
— unas gotas de aceite esencial de Naranja

Otro incienso como el anterior.

INCIENSO DEL SOL #3 (¡Cuidado!)

— 3 partes de Olíbano
— 2 partes de "Galangal"
— 2 partes de Laurel
— $1/4$ parte de Muérdago[‡]
— unas gotas de Vino Tinto
— unas gotas de Miel

Un tercer incienso como los dos anteriores.

INCIENSO PARA LA CONSAGRACIÓN DE LOS TALISMANES (¡Cuidado!)

— Alumbre
— Goma de Escamonea
— Asa fétida[‡]
— Azufre[‡]
— Ciprés
— Eléboro Negro[‡]
— Hojas de Fresno

Quémelo en un recipiente de barro. Mientras arde, coloque los talismanes de tal forma que sean bañados por el humo. No he incluido las proporciones en esta receta porque no recomiendo su utilización. Pruebe a seguir la versión no venenosa del Incienso para la Consagración de todo tipo de amuletos y talismanes.

INCIENSO PARA LA CONSAGRACIÓN
DE LOS TALISMANES (versión no tóxica)
— 2 partes de Olíbano
— 1 parte de Ciprés
— 1 parte de hojas de Fresno
— 1 parte de Tabaco
— 1 pizca de Valeriana
— 1 pizca de Alumbre
— 1 pizca de Asa fétida[‡]

Desprende un olor desagradable tal como sucede con la anterior. Sinceramente recomiendo el Incienso de Consagración.

INCIENSO DE TAURO
— 2 partes de Sándalo
— 2 partes de Benjuí
— unas gotas de aceite de Rosas

Utilícelo como aceite personal del altar o de la casa, con el fin de incrementar sus facultades.

INCIENSO DEL TEMPLO
— 3 partes de Olíbano
— 2 partes de Mirra
— unas gotas de aceite esencial de Lavanda
— unas gotas de aceite esencial de Sándalo

Quémelo en el Templo o "habitación mágica", o utilícelo como incienso mágico general. Incrementa la espiritualidad.

INCIENSO DEL LADRÓN (para ver a un ladrón)
— 1 parte de Croco o Azafrán
— 1 pizca de Alumbre

En el antiguo Egipto se colocaba esta mezcla en un brasero y el vidente miraba fijamente las brasas.

INCIENSO SOLAR NOMBRADO MIL VECES

— 3 pizcas de Lirio
— 3 partes de Olíbano
— 1 parte de Clavo
— ½ parte de Sándalo Rojo
— ½ parte de Sándalo
— ¼ parte de flores de Naranjo

Quémelo para captar el influjo del Sol (vea la Parte III).

INCIENSO DEL VERDADERO AMOR

— 1 parte de Canela
— 1 parte de Lirio
— unas gotas de aceite esencial de Pachulí

Quémelo para el amor.

INCIENSO UNIVERSAL

— 3 partes de Olíbano
— 2 partes de Benjuí
— 1 parte de Mirra
— 1 parte de Sándalo
— 1 parte de Romero

Quémelo para la consecución de todo tipo de objetivos mágicos de naturaleza positiva. Si se emplea con propósitos mágicos negativos, el incienso invalidará el hechizo o la ceremonia.

INCIENSO DE VENUS (PLANETARIO)

— 3 partes de madera de Aloe
— 1 parte de pétalos de Rosas Rojas
— 1 pizca de Coral Rojo machacado (opcional)
— unas gotas de aceite de Oliva
— unas gotas de aceite esencial de Almizcle
— unas gotas de aceite esencial de Ambar Gris

Mézclelo bien y quémelos para atraer las influencias de Venus, como el amor, la curación, la sociabilidad y los ritos en los que está implicada la mujer. La inclusión del coral en esta receta la sitúa, aproximadamente, en el siglo XVI, cuando se pensaba que el coral actuaba como estimulante del amor. Ahora que sabemos que el coral es el esqueleto de una criatura viviente, es mejor suprimirlo.

INCIENSO DE VENUS #2
— 1 parte de Violetas
— 1 parte de pétalos de Rosa
— 1/2 parte de hojas de Olivo

Otro incienso como el anterior.

INCIENSO DE VENUS #3
— 2 partes de Sándalo
— 2 partes de Benjuí
— 1 parte de capullos de Rosa
— unas gotas de aceite esencial de Pachulí
— una gotas de aceite esencial de Rosas

Este tercer incienso es como los dos anteriores.

INCIENSO DE VIRGO
— 1 parte de Macis
— 1 parte de Ciprés
— unas gotas de aceite esencial de Pachulí

Utilícelo como incienso personal del altar o de la casa, con el fin de incrementar sus facultades.

INCIENSO DE LAS VISUALIZACIONES
— 2 partes de Olíbano
— 1 parte de Laurel
— 1/2 parte de Damiana

Queme una pequeña cantidad de este incienso antes de las actividades psíquicas.

INCIENSO DE LAS VISUALIZACIONES #2 (¡Cuidado!)

— 1 parte de Cálamo
— 1 parte de raíz de Hinojo
— 1 parte de cáscara de Granada
— 1 parte de Sándalo Rojo
— 1 parte de semillas de Amapola Negra
— $1/2$ parte de Beleño[‡]

Este incienso es como el anterior; no recomiendo su uso.

INCIENSO DEL AGUA ELEMENTAL

— 2 partes de Benjuí
— 1 parte de Mirra
— 1 parte de Sándalo
— unas gotas de bouquet de Loto
— unas gotas de aceite esencial de Ambar Gris

Quémelo para captar el influjo de este elemento, desarrollar el psiquismo, estimular el amor, la fertilidad, aumentar la belleza, etc.

INCIENSO DE LAS RIQUEZAS

— 1 parte de Nuez Moscada
— 1 parte de Lepidio
— 1 pizca de Azafrán

Quémelo si desea atraer riquezas.

INCIENSO DE LAS RIQUEZAS #2

— 2 partes de agujas de resina de Pino
— 1 parte de Canela
— 1 parte de "Galangal"
— unas gotas de aceite esencial de Pachulí

Otro incienso como el anterior.

INCIENSO DE LAS RIQUEZAS #3
— 2 partes de Olíbano
— 1 parte de Canela
— 1 parte de Nuez Moscada
— $\frac{1}{2}$ parte de Clavo
— $\frac{1}{2}$ parte de Jengibre
— $\frac{1}{2}$ parte de Macis

Este tercer incienso es como los dos anteriores.

INCIENSO DE YULE
— 2 partes de Olíbano
— 2 partes de agujas o resina de Pino
— 1 parte de Cedro
— 1 parte de bayas de Enebro

Mézclelo y hágalo arder en las ceremonias Wiccanas de Yule (hacia el 21 de diciembre), o durante los meses de invierno, con el fin de purificar el hogar y de estar en armonía con las fuerzas de la naturaleza en los días fríos y las noches heladas de invierno.

Capítulo 7

ACEITES

L a utilización de aceites esenciales con finalidades mágicas se
ha generalizado bastante. Mezclas como el Aceite Controlador
y la Esencia de Ven a Mí son usadas a diario por muchos practicantes de una magia popular con un cierto sabor a vudú.

Tales prácticas, a menudo consideradas antiguas, se remontan
miles de años atrás; pero recientemente han pasado a ser una de
las utilizaciones más hermosas de los aceites vegetales auténticos
y sintéticos.

Los aceites perfumados se utilizaban en la antigüedad. Se produ-
cían al calentar vegetales aromáticos en aceite o grasa. El perfume de
la planta pasaba al aceite, y de ese modo adquiría una fragancia.

Muchas personas me dicen que desean fabricar sus propios
aceites. He de decir que, desgraciadamente, se trata de un proceso complicado. ¿por qué? Hay varias razones:

Hay que realizar una inversión importante en material de equipo. Gran parte del mismo ha de estar especialmente adaptado para
tal fin. Se necesitan condensadores, columnas de fraccionamiento
y otros elementos "exóticos" y caros.

También hay que adquirir gran cantidad de vegetales frescos.
¿Tiene doscientas libras de, pétalos de nardo frescos? Además, es
preciso que los pétalos, las hojas y las raíces pertenezcan a la especie apropiada. Los mejores aceites esenciales de rosa se preparan
con las variedades del "viejo mundo", que difícilmente se consiguen en grandes cantidades.

El proceso de elaboración se debe seguir con precisión. Bastará con pasar por alto o descuidar una indicación (por ejemplo, que la temperatura no sea la adecuada) para que no resulte el aceite.

A menudo los resultados obtenidos no valen la pena si se tiene en cuenta el tiempo y dinero invertidos en el proceso. Por ejemplo, el aceite casero de clavel no huele a clavel. De todas formas, la fabricación casera de algunos aceites vegetales no plantea grandes dificultades. Por lo que a los demás aceites se refiere, le aconsejo que se limite a comprarlos y mezclarlos si desea utilizarlos en ceremonias.

La Compra de los Aceites

Muchos almacenes tienen aceites para la venta. Algunos venden exclusivamente auténticos aceites vegetales, es decir, aquellos extraídos de determinado vegetal natural, del que reciben el nombre (por ejemplo, el aceite esencial de Lavanda se extrae de Lavanda). Otras comercializan mezclas, compuestos o bouquets, que reproducen un aroma determinado y se elaboran mezclando diversos aceites esenciales auténticos (consulte el Capítulo 4 si desea ver ejemplos de bouquets). La mayoría de los almacenes ofrecen aceites total o parcialmente sintéticos, si bien nunca aparece dicha palabra en la etiqueta.

En la magia es preferible utilizar exclusivamente aceites vegetales auténticos. Contienen la totalidad de las energías mágicas de la planta y son, por tanto, los más efectivos. La verdad es que no son baratos, pero duran más tiempo porque solo es preciso utilizar cantidades pequeñas de los mismos. Resulta caro reunir unas buenas reservas de aceites esenciales genuinos, pero es necesario si queremos producir aceites mágicos de calidad.

Hace años que trabajo con aceites sintéticos. Algunos resultan efectivos, pero desmerecen si se compara su fuerza y su fragancia con la de los verdaderos aceites esenciales. Recuerde, no se deje engañar por las etiquetas de los "aceites esenciales", que los fabricantes con frecuencia ponen a las esencias sintéticas.

Sé que algunos de ustedes continuarán utilizando aceites sintéticos. De todas formas, si mis palabras consiguen convencer a unos cuantos para que den un gran salto y se sumerjan en el auténtico mundo de la magia natural, me sentiré muy feliz.

Con relación a aquellas fragancias que no es posible conseguir en forma de aceites esenciales (como el Nardo, los Guisantes de olor, etc.) le aconsejo que consulte el Capítulo 4, donde aparecen recetas de bouquets que pueden elaborarse a partir de auténticos aceites esenciales y utilizarse en lugar de los aceites esenciales, como sucede con el aceite esencial de loto, por ejemplo.

La Mezcla de los Aceites

En cuanto a la mezcla y combinación de aceites, no existe ningún secreto mágico. He aquí el método básico:

— Reúna los aceites esenciales (y los bouquets) necesarios para la realización de la receta.

— Vierta en un tarro de cristal esterilizado la octava parte de una taza de uno de los siguientes aceites vegetales:

Almendra	Flor de Azafrán
Girasol	Avellana
Coco	Semilla de Uva
Jojoba	Hueso de Albaricoque

He descubierto que lo mejor es utilizar aceite de Jojoba porque no es realmente un aceite sino un tipo de cera líquida. Nunca se pone rancio y puede conservarse durante períodos de tiempo más prolongados.

— Utilizando un cuentagotas o un medidor adecuado, que viene con las botellas de auténtico aceite esencial, añada la proporción idónea de los aceites esenciales recomendados en las recetas que daré a continuación.

— Agregue los aceites esenciales al aceite base. No remueva la mezcla. Revuelva despacio el aceite en el sentido de las agujas del reloj.

— Finalmente, almacene todos los aceites lejos del calor, la luz y la humedad (no los guarde en el cuarto de baño). Consérvelo en botellas de cristal opaco o de color oscuro herméticamente cerradas. Ponga una etiqueta en cada botella y guárdelas hasta su utilización.

Un Ejemplo

Vamos a elaborar el Aceite del Dinero Rápido. Esta es la receta:

ACEITE DEL DINERO RAPIDO

— 7 gotas de Pachulí
— 5 gotas de Cedro
— 4 gotas de Vetiver
— 2 gotas de Jengibre

Mientras visualizo el dinero (mi objetivo mágico), voy vertiendo la octava parte de una taza de aceite de Jojoba en un tarro de cristal esterilizado. Sobre una mesa he colocado los tarros de aceite esencial no sintético de Pachulí, Cedro, Vetiver y Jengibre.

Visualizo el dinero. Añado siete gotas de Pachulí a la Jojoba y lo remuevo para mezclarlo bien con la base del aceite. Aspiro por la nariz. El aroma ha conseguido tapar el suave perfume del aceite de Jojoba puro.

Vuelvo a visualizar. Añado cinco gotas de Cedro. Lo revuelvo y aspiro por la nariz. Se está creando el aroma.

A continuación vierto cuatro gotas de aceite esencial de Vetiver. Lo revuelvo al tiempo que visualizo y aspiro por la nariz. El aroma del aceite mágico se va haciendo más profundo durante el proceso de elaboración, al mezclarse las tres fragancias y sus correspondientes energías.

Al final añado el aceite esencial de Jengibre. Tiene un perfume tan fuerte y embriagador que solo se precisan dos gotas. Vuelvo a mezclarlo, huelo y visualizo de nuevo. Tras la celebración de un breve rito que tiene como fin el cargarlo de poder, el Aceite Mágico del Dinero Rápido ha quedado listo para su utilización.

Se trata de un aroma rico y evocador. Si se usa en el momento de visualizar resultará efectivo a la hora de manifestar el aumento de caudal monetario.

¿Podría elaborarlo utilizando aceites sintéticos? Por su puesto. ¿Tendrá la misma eficacia? No.

Utilización de los Aceites

Los aceites se utilizan de muchas maneras en la magia. Recuerde que siempre que utilice aceites ha de cargarlos de poder y llevar a cabo una visualización.

Con frecuencia se untan aceites en las velas que luego se encienden al celebrar los ritos. El tipo de aceite y el color de la vela utilizada vienen determinados por el objetivo mágico. Los poderes del aceite se mezclan con los del color y los de la llama de la vela. Todas estas energías son impulsadas por el poder personal del mago y dirigidas con rapidez hacia el objetivo mágico por medio de la visualización.

De ese modo, el hecho de extender el Aceite del Amor sobre las muñecas, el cuello y el corazón y frotar esas partes del cuerpo, infunde en el mago ciertas energías que sirven para atraer el amor. Asimismo, el Aceite del Valor le da la fuerza necesaria para hacer grandes progresos frente a la adversidad.

Un simple baño puede convertirse en toda una ceremonia si se vierten varias gotas de aceite en el agua. Al deslizarse en la bañera y aspirar la fragancia del agua, el mago conduce las energías del aceite hasta su interior.

Es posible verter sobre los talismanes y amuletos (que con frecuencia se denominan "saquitos" o "bolsitas") unas gotitas de la mezcla oleosa que resulte apropiada. Por supuesto, esto se llevará a cabo teniendo presente el objetivo en cuestión.

Durante la ceremonia y los hechizos también se unta aceite en los cristales de cuarzo y en otras piedras, con el fin de aumentar sus energías. En tal caso, las piedras bien se llevan puestas o simplemente se transportan o colocan en ciertos diseños místicos para provocar el cumplimiento de los objetivos mágicos específicos.

Existen otros dos rituales de los aceites que se pondrán de manifiesto en cuanto usted empiece a utilizarlos.

Guía de los Verdaderos Bouquets y Aceites Esenciales

A continuación se presenta una lista de las propiedades mágicas de los bouquets y aceites esenciales más utilizados. No se han incluido los sintéticos. Es posible utilizar aceites para cualquiera de los fines arriba expuestos; si se trata de auténticos aceites esenciales habrá que diluirlos antes de aplicarlos directamente sobre la piel.

Diluyendo los Auténticos Aceites Esenciales.

Como norma general, añada de cinco a siete gotas de aceite esencial a la octava parte de una taza de un aceite base como la Jojoba. Dicho aceite diluye el aceite esencial a fin de que este último no produzca irritación en la piel, y sin embargo, todavía pueda percibir su olor.

Algunos aceites esenciales producen graves irritaciones en la piel por lo que rara vez los incluyo en las recetas de esta sección (si lo hago indico debajo la citada característica).

ACEITE DE ALBARICOQUE— Este aceite, que se extrae al prensar huesos de Abaricoque, es un afrodisiaco natural. Se utiliza como base cuando se mezclan aceites esenciales auténticos, pero no huele a Albaricoque.

ALBAHACA— El perfume de la albahaca promueve la simpatía entre dos personas por eso se usa para evitar confrontaciones. Este aceite esencial sirve para la elaboración de mezclas que contribuyen a fomentar la felicidad, la paz, y a estimular la mente consciente. La Albahaca es estupenda para preparar aceites mágicos que atraigan dinero. Tal vez sea ése el motivo que impulsaba a prostitutas a usarlo en España con el fin de captar clientes.

BENJUÍ— Es un aceite esencial rico y denso con un olor natural semejante a la vainilla. Mézclelo y extiéndalo sobre su cuerpo para incrementar su poder personal. También despierta la mente consciente.

BOUQUET DE MENTA DE BERGAMOTA— Utilícelo para el dinero y en los ritos de protección. Vierta el bouquet diluido en el agua de la bañera si desea la consecución de tales objetivos.

PIMIENTA NEGRA— Utilice el aceite esencial para conseguir protección y tener más valor. Posee un aroma dulce e intenso. Es preferible añadirlo a las mezclas antes que usarlo solo, aún cuando esté diluido.

CAMOMILA— Da aroma increíblemente afrutado. Utilícelo con moderación en la meditación y con el fin de traer la paz. ¡Es caro pero vale la pena!

ALCANFOR— Este aceite esencial posee un aroma fresco. Es estupendo para la purificación y estimular el celibato.

CARDAMOMO— Deliciosamente picante. Este aceite esencial aporta una agradable dosis de energía y las fórmulas orientadas al amor y la sexualidad.

CEDRO— Este aceite esencial tiene cierto olor a madera. Sus energías resultan útiles para aumentar la espiritualidad.

CANELA— El auténtico aceite de canela irrita la piel. Úselo en pequeñas cantidades en las mezclas relacionadas con el dinero y la conciencia psíquica. ¡No eche más de una gota!

CLAVO— Otro aceite que produce irritación. Añada una gota de aceite a un octavo de taza de aceite base. Resulta muy útil para la elaboración de mezclas para el valor y la protección.

CORIANDRO— Este aceite esencial funciona bien en las mezclas relacionadas con el amor y la curación.

CIPRÉS— Aceite esencial utilizado en las bendiciones, las consagraciones y los ritos de protección. Este aroma único estimula las curaciones y alivia el dolor producido por todo tipo de pérdidas.

EUCALIPTUS— Tal vez sea éste el aceite curativo definitivo. Añádalo a todas las mezclas curativas. Ha de extenderse (en este caso sin diluir) sobre el cuerpo con el fin de curar los resfriados. También se usa en las mezclas que sirven para la purificación.

OLIBANO— Tiene un aroma muy agradable. Este aceite esencial es útil para favorecer la espiritualidad y la meditación. Dilúyalo antes de extenderlo sobre la piel; podría producir irritación.

GERANIO ROSA— Este aceite esencial (que suele venderse con el nombre de "Geranio" simplemente) es un poderoso protector. Ha de usarlo diluido o bien añadirlo a las mezclas que sirven para conseguir la felicidad.

JENGIBRE— Es muy picante. Este aceite esencial es muy útil para la elaboración de mezclas relacionadas con el amor, la valentía, el valor y el dinero.

POMELO— Aceite esencial potente y purificador que se añade a los perfumes purificadores.

JAZMIN— Simboliza la Luna y los misterios de la noche. Tiene un aroma evocador. Aunque es muy costoso, puede añadirse una gota a las mezclas del amor, la conciencia psíquica, la paz y la espiritualidad. También sirve para la sexualidad. Ahora bien, ¡no utilice jazmín sintético!

ENEBRO— Este aceite resinoso sirve para la elaboración de mezclas relacionadas con la protección, la purificación y la curación.

LAVANDA— Aceite esencial limpio y refrescante que se emplea como ingrediente en las fórmulas que tienen que ver con la salud, el amor, la paz y la mente consciente.

LIMÓN— Utilícelo en los aceites Lunares durante la Luna llena a fin de entonar con sus energías. Utilícelo también en los aceites esenciales purificadores y curativos.

"LEMONGRASS"— Este aceite esencial fortalece la conciencia psíquica. También se usa en la elaboración de mezclas purificadoras.

VERBENA DE LIMÓN— Con frecuencia se pone a la venta bajo el nombre de "Verbena". Este aceite esencial con rico aroma a limón es maravilloso para la elaboración de preparados para el amor.

LIMA— Una fragancia refrescante. Sirve para la purificación y la protección.

BOUQUET DE LOTO— Añada el bouquet diluido a las fórmulas pensadas para estimular la espiritualidad y ayudar a la meditación y la curación.

BOUQUET DE MAGNOLIA— Ingrediente excelente de los aceites utilizados para la meditación y para aumentar la conciencia psíquica. También se agrega a las mezclas para el amor.

MIRRA— Aceite esencial que se añade a las mezclas para intensificar la espiritualidad y la meditación. Se usa con frecuencia en las mezclas curativas.

NEROLI— También se denomina aceite esencial de Flor de Azahar. Posee un fabuloso aroma a cítrico. Es bastante caro. Ahora bien, una gota añadida a las mezclas para la felicidad y la purificación hace auténticas maravillas.

BOUQUET CON OLOR A HENO RECIEN SEGADO— Añada unas gotas de bouquet a los aceites transformadores, en especial para eliminar hábitos y adicciones. Asimismo, póngase este preparado en el cuerpo al llegar la primavera (diluido, por su puesto) para dar la bienvenida al cambio de estación.

NIAOULI— El aroma exótico del aceite esencial de niaouli es estupendo para la elaboración de fórmulas de protección.

BOUQUET DE "OAKMOSS" (MUSGO DE ROBLE)— Para atraer dinero. Dilúyalo y aplíquelo o moje el dinero antes de gastarlo.

NARANJA— Aroma solar. Ingrediente en mezclas purificadoras.

"PALMAROSA"— Este aceite esencial es único. Huele a una mezcla de cítrico y rosas. Sirve para el amor y la curación.

PACHULI— Se usa en la elaboración de preparados para el dinero, el sexo y la energía física.

HIERBABUENA— Este aroma, que nos es tan familiar, produce unos excelentes resultados si se utiliza para la purificación.

PETITGRAIN— Es un aceite protector con aroma a naranja amarga. Sirve para la elaboración de mezclas protectoras.

PINO— Aceite esencial con olor a resina. Es ingrediente en las fórmulas para la purificación, la protección, el dinero y la curación.

ROSA— Se considera la esencia del amor. El auténtico aceite esencial de Rosas (denominado Otto) y el absoluto de rosa (una clase diferente) son caros, pero, al igual que sucede con el Jazmín, una sola gota desprende un perfume muy intenso. Se utiliza en las fórmulas para atraer el amor, llevar la paz, estimular las apetencias sexuales y aumentar la belleza. ¡No utilice aceite sintético!

ROMERO— Este aceite esencial posee ese aroma tan familiar que tiene la hierba que tanto se utiliza en la cocina. Añádalo a las mezclas mágicas para el amor y la curación.

SÁNDALO— Este aceite esencial sagrado, utilizado en la antigüedad, aparece en las fórmulas para la meditación, el sexo y la curación. Puede diluirlo y echárselo con el fin de llevar estas influencias a su interior.

BOUQUET DE GUISANTES DE OLOR— Un bouquet de guisantes de olor diluido en una base oleosa se usa para ganar nuevas amistades y atraer el amor.

MANDARINA— Esencia energética saturada de energía solar. Añada este aceite a las mezclas relacionadas con el poder y la fuerza.

BOUQUET DE TONCA— Esta esencia cálida, semejante a la Vainilla, puede incluirse en las recetas relacionadas con el dinero.

BOUQUET DE TUBEROSA— Este bouquet es muy relajante, por lo que se utiliza en las mezclas relacionadas con la paz. Este perfume también fomenta el amor.

VETIVER— Una fragancia relacionada con el dinero. Añada este aceite a las mezclas relacionadas con el mismo o bien diluirlo y echárselo. Untelo en el dinero antes de gastarlo.

MILENRAMA— Es uno de los tesoros de la Tierra. Este aceite es azul, posee un increíble aroma y puede añadirse en pequeñas cantidades (debido a su precio) a las mezclas para el amor, el valor y la conciencia psíquica.

YLANG-YLANG— El rico aroma tropical de este aceite esencial sirve para fomentar el amor, la paz y la sexualidad. Puede extenderse sobre el cuerpo o bien agregarse a esas mezclas.

Las Recetas

Una vez más, debo decir que las proporciones que aquí se incluyen son simples sugerencias. Si no desea desviarse de las indicaciones, tenga en cuenta que el primer ingrediente de la lista generalmente constituye el aroma principal. Todos los demás ingredientes pueden añadirse en cantidades cada vez más reducidas.

Recuerde:

— Añada estos aceites a un octavo de la tasa de base oleosa.
— Visualice al tiempo que mezcla los ingredientes y huela el aroma que desprende
— No use productos sintéticos si desea obtener buenos resultados.

ACEITE DEL AIRE (ELEMENTAL)
— 5 gotas de Lavanda
— 3 gotas de Sándalo
— 1 gota de Neroli

Úselo para invocar sus poderes del Aire y pensar con claridad, para los sortilegios relacionados con los viajes y con el fin de superar las adicciones. (Si desea más información sobre los elementos, consulte la Parte III).

ACEITE DE ALTAR
— 4 gotas de Olíbano
— 2 gotas de Mirra
— 1 gota de Cedro

Aplique este aceite al altar en intervalos regulares, pidiendo a su Dios (Dioses) que lo proteja.

ACEITE DE LA UNCIÓN
— 5 gotas de Sándalo
— 3 gotas de Cedro
— 1 gota de Naranja
— 1 gota de Limón

Úselo en las unciones rituales de carácter general.

ACEITE DE LA UNCIÓN #2
— 5 gotas de Mirra
— 2 gotas de Canela

Otro aceite como el anterior

ACEITE DE AFRODITA

— 5 gotas de Ciprés
— 2 gotas de Canela
— un trocito de raíz seca de Lirio

Añada el aceite esencial auténtico y la raíz de lirio a una base de aceite de oliva. Unte su cuerpo con esa grasa y lleve el amor a su vida.

ACEITE DE ACUARIO

— 5 gotas de Lavanda
— 1 gota de Ciprés
— 1 gota de Pachulí

Úselo como aceite personal con el fin de incrementar sus propias facultades.

ACEITE DE ARIES

— 3 gotas de Olíbano
— 1 gota de Jengibre
— 1 gota de Pimienta Negra
— 1 gota de Petitgrain

Úselo como aceite personal con el fin de incrementar sus propias facultades.

ACEITE DEL VIAJE ASTRAL

— 5 gotas de Sándalo
— 1 gota de Ylang-Ylang
— 1 gota de Canela

Como de costumbre, añada estos ingredientes a la base oleosa y mezcle todo. Extiéndalo sobre el estómago, las muñecas, la parte de atrás del cuello y la frente (pero recuerde que estos aceites esenciales han de añadirse a una base). Acuéstese y visualícese a sí mismo en proyección astral.

ACEITE DEL ÉXITO EN LOS NEGOCIOS

— 3 partes de Bouquet de Menta de Bergamota
— 1 parte de Albahaca
— 1 parte de Pachulí
— una pizca de Canela triturado

Mezcle los aceites y añada la pizca de canela triturado al aceite base. Cuando este listo extiéndalo sobre sus manos o bien impregne la caja registradora, la tarjeta de crédito o la puerta principal de su lugar de trabajo con el fin de aumentar el caudal monetario.

ACEITE DE CANCER (HIJOS DE LA LUNA)

— 4 gotas de "Palmarosa"
— 1 gota de Camomila
— 1 gota de Milenrama

Úselo como aceite personal con el fin de incrementar sus propias facultades.

ACEITE DE CAPRICORNIO

— 3 gotas de Vetiver
— 2 gotas de Ciprés
— 1 gota de Pachulí

Úselo como aceite personal con el fin de incrementar sus propias facultades.

ACEITE CITRICO DE LAS PURIFICACIONES

— 3 gotas de Naranja
— 2 gotas de "Lemongrass"
— 2 gotas de Limón
— 1 gota de Lima

Esparsa este aceite sobre velas blancas y luego enciéndalas en su hogar para purificarlo.

ACEITE DE "VEN A VERME"
— 5 gotas de Pachulí
— 1 gota de Canela

Para atraer al compañero ideal. Añada estos auténticos aceites esenciales a una base de aceite de Oliva, unte con la mezcla una vela blanca que presente el sexo apropiado, y enciéndala mientras realiza una visualización.

ACEITE DEL VALOR
— 3 gotas de Jengibre
— 1 gota de Pimienta Negra
— 1 gota de Clavo*

Úselo para aumentar su valentía, sobre todo antes de ser presentado a otras personas, para hablar en público y de otras situaciones que suponen un desgaste para los nervios.

ACEITE DE DEMETER
— 3 gotas de Mirra
— 2 gotas de Vetiver
— 2 gotas de Bouquet de "Oakmoss" (Musgo de Roble)

Úselo para atraer el dinero, para que se cumplan sus sueños y sentirse protegido. También ha de usarlo cuando plante, cuide y coseche hierbas y plantas, y mientras trabaje con ellas, con el fin de asegurar un buen rendimiento. Nos ayuda a sintonizar con las energías de la Tierra.

ACEITE DE LA TIERRA (ELEMENTAL)
— 4 gotas de Pachulí
— 4 gotas de Ciprés

Úselo para invocar los poderes de la Tierra para que le proporcionen dinero, prosperidad, abundancia, estabilidad y solidez. (Si desea más información sobre los Elementos, consulte la Parte III).

ACEITE DE LA ENERGÍA

— 4 gotas de Naranja

— 2 gotas de Lima

— 1 gota de Cardamomo

Úselo si se siente agotado, enfermo o desea aumentar sus reservas de energía. Resulta útil cuando se ha celebrado un rito mágico intenso destinado a recargar la energía física.

ACEITE DEL DINERO RÁPIDO

— 7 gotas de Pachulí

— 5 gotas de Cedro

— 4 gotas de Vetiver

— 2 gotas de Jengibre

Úselo en las manos o bien impregne unas velas con el fin de conseguir dinero. También moje el dinero antes de gastarlo para asegurar su retorno.

ACEITE DEL DINERO RÁPIDO #2

— 4 gotas de Albahaca

— 2 gotas de Jengibre

— 1 gota de Bouquet de Tonca

Este aceite es como el anterior.

ACEITE DEL FUEGO (ELEMENTAL)

— 3 gotas de Jengibre

— 2 gotas de Romero

— 1 gota de Clavo

— 1 gota de Petitgrain

Úselo para invocar los poderes del Fuego, como son la energía, el valor, la fuerza, el amor, la pasión, etc.

ACEITE DE GÉMINIS

— 4 gotas de Lavanda
— 1 gota de Hierbabuena
— 1 gota de "Lemongrass"
— 1 gota de Bouquet de Guisantes de Olor

Úselo como aceite personal con el fin de incrementar sus propias facultades.

ACEITE CURATIVO

— 4 gotas de Romero
— 2 gotas de Enebro
— 1 gota de Sándalo

Úselo para acelerar la curación.

ACEITE CURATIVO #2

— 3 gotas de Eucaliptus
— 1 gota de Niaouli
— 1 gota de "Palmarosa"
— 1 gota de Menta Verde

Este aceite es como el anterior.

ACEITE DE HECATE

— 3 gotas de Mirra
— 2 gotas de Ciprés
— 1 gota de Pachulí
— 1 hoja de Menta disecada

Mezcle los aceites esenciales con una base de aceite de Sésamo. Añada una hoja de menta seca a la mezcla. Úselo durante los ritos de magia defensiva. También únteselo, al menguar la Luna, en honor de Hécate, la diosa de la desaparición de la Media Luna.

ACEITE DE LAS INICIACIONES
— 3 gotas de Olíbano
— 3 gotas de Mirra
— 1 gota de Sándalo

Utilícelo en las ceremonias de iniciación mística y también para aumentar su conciencia del reino espiritual.

ACEITE DE LAS ENTREVISTAS
— 4 gotas de Ylang-Ylang
— 3 gotas de Lavanda
— 1 gota de Rosa

Úselo en todo tipo de entrevistas para sentirse tranquilo. Ayuda a producir una impresión favorable.

ACEITE DE JÚPITER (PLANETARIO)
— 3 gotas de bouquet de "Oakmoss" (Musgo de Roble)
— 1 gota de Clavo
— 1 gota de Bouquet de Tonca

Úselo para la riqueza, la prosperidad, para que le ayude en los asuntos legales y para las otras influencias de Júpiter.

ACEITE DE LEO
— 3 gotas de "Petitgrain"
— 1 gota de Naranja
— 1 gota de Lima

Aceite personal con para incrementar sus propias facultades.

ACEITE DE LIBRA
— 4 gotas de Geranio Rosa
— 2 gotas de Ylang-Ylang
— 2 gotas de "Palmarosa" ó
— 1 gota de absoluto (u otro) de rosa
— 1 gota de Cardamomo

Aceite personal para incrementar sus propias facultades.

ACEITE DEL AMOR

— 7 gotas de Palmarosa
— 5 partes de Ylang-Ylang
— 1 gota de Jengibre
— 2 gotas de Romero
— 1 gota de Cardamomo

Para el amor. Impregne velas rosas y enciéndalas mientras visualiza.

ACEITE LUNAR

— 4 partes de Sándalo
— 2 partes de Alcanfor
— 1 parte de Limón

Utilícelo para invocar a la Diosa que existe dentro de la Luna.

ACEITE DE MARTE (PLANETARIO)

— 2 gotas de Jengibre
— 2 gotas de Albahaca
— 1 gota de Pimienta Negra

Para la fuerza física, la lujuria, la energía mágica y todas las influencias de Marte.

ACEITE DE MERCURIO (PLANETARIO)

— 4 gotas de Lavanda
— 2 gotas de Eucaliptus
— 1 gota de Hierbabuena

Para atraer las influencias de Mercurio, como la comunicación, la inteligencia, los viajes, etc.

ACEITE DE LA LUNA

— 1 gota de Jazmín
— 1 gota de Sándalo

Para inducir baños psíquicos, acelerar las curaciones, facilitar el sueño, aumentar la fertilidad y para otras influencias Lunares. Úselo en Luna Llena para sintonizar con sus vibraciones.

ACEITE DE PAN

— 3 gotas de Pachulí

— 2 gotas de Enebro

— 1 gota de Pino

— 1 gota de Bouquet de "Oakmoss" (Musgo de Roble)

— 1 gota de Cedro

Utilícelo para recibir el espíritu de Pan. Es ideal para las danzas mágicas y rituales, para hacer música, cantar, etc. También sirve para sintonizar con la Tierra.

ACEITE DE LA PAZ

— 3 gotas de Ylang-Ylang

— 3 gotas de Lavanda

— 2 gotas de Camomila

— 1 gota de absoluto (u otro) de Rosa

Utilícelo cuando esté nervioso o disgustado con objeto de tranquilizarse. Permanezca en pie ante un espejo y úntese el cuerpo con este aceite al tiempo que se mira a los ojos.

ACEITE DE PISCIS

— 3 gotas de Ylang-Ylang

— 3 gotas de Sándalo

— 1 gota de Jazmín

Úselo como aceite personal con el fin de incrementar sus facultades personales.

ACEITE DEL PODER

— 4 gotas de Naranja

— 1 gota de Jengibre

— 1 gota de Pino

Si desea adquirir un poder personal adicional durante los ritos, ha de untarse en el cuerpo Aceite del Poder.

ACEITE PROTECTOR
— 5 gotas de "Petitgrain"
— 5 gotas de Pimienta Negra

Úselo para protegerse de todo tipo de ataques. Asimismo, impregne las puertas, ventanas y otras partes de la casa con este aceite con el fin de guardarla del mal.

ACEITE PROTECTOR #2
— 4 gotas de Albahaca
— 3 gotas de Geranio
— 2 gotas de Pino
— 1 gota de Vetiver

Este aceite es como el anterior.

ACEITE PSÍQUICO
— 5 gotas de "Lemongrass"
— 1 gota de Milenrama

Para incrementar sus facultades psíquicas, en especial cuando trabaje con piedras rúnicas, esferas de cristal de cuarzo y otros instrumentos afines.

ACEITE PURIFICADOR
— 4 gotas de Olíbano
— 3 gotas de Mirra
— 1 gota de Sándalo

Disuélvalo en el agua de la bañera o sobre su cuerpo para librarse de la negatividad.

ACEITE PURIFICADOR #2
— 4 gotas de Eucaliptus
— 2 gotas de Alcanfor
— 1 gota de Limón

Este aceite es como el anterior.

ACEITE DE SABBAT
— 3 gotas de Olíbano
— 2 gotas de Mirra
— 2 gotas de Sándalo
— 1 gota de Naranja
— 1 gota de Limón

Añádalo a una base de aceite de oliva, úselo en Sabbats Wiccanos.

ACEITE DEL SABBAT #2
— 2 gotas de Pino
— 1 gota de Jengibre
— 1 gota de Canela
— 1 gota de Sándalo

Añádalo a una base de aceite. Es un aceite como el anterior.

ACEITE DE SABBAT #3
— 1 cucharadita de Olíbano en polvo
— 1 cucharadita de Mirra en polvo
— 1 cucharadita de Benjuí en polvo

Añádalo a un cuarto de taza de aceite de oliva. Caliéntelo despacio a fuego lento hasta que las gomas se derritan en el aceite. Déjelo enfriar y úselo con moderación, al igual que con cualquiera de los aceites utilizados en los Sabbats Wiccanos.

ACEITE SAGRADO
— 3 gotas de Olíbano
— 2 gotas de Sándalo
— 1 gota de Canela

Úntese el cuerpo antes de participar en los ritos religiosos para estimular la espiritualidad. También aplíquelo a los demás durante los ritos místicos y religiosos de carácter colectivo.

ACEITE DE SAGITARIO
— 4 gotas de Romero
— 2 gotas de Bouquet de "Oakmoss" (Musgo de Roble)
— 1 gota de Clavo

Úselo como aceite personal para incrementar sus poderes.

ACEITE DE SATURNO (PLANETARIO)
— 4 gotas de Ciprés
— 2 gotas de Pachulí
— 1 gota de Mirra

Úselo para eliminar hábitos negativos, si está buscando una casa, si desea rodearse de misterio, si va de anticuarios y desea encontrar alguna ganga, o algún rito relacionado con Saturno.

ACEITE DE ESCORPIO
— 3 gotas de Pino
— 2 gotas de Cardamomo
— 1 gota de Pimienta Negra

Aceite personal con el fin de incrementar sus facultades.

ACEITE DE LA ENERGÍA SEXUAL
— 2 gotas de Jengibre
— 2 gotas de Pachulí
— 1 gota de Cardamomo
— 1 gota de Sándalo

Úselo para atraer a parejas sexuales. Y por favor, ¡tenga unas relaciones sexuales exentas de riesgo!

ACEITE DEL SUEÑO
— 2 gotas de Rosa
— 1 gota de Macis

Úntese las sienes, el cuello, las muñecas, las plantas de los pies. Atrae el sueño natural.

ACEITE DEL SUEÑO (DE LUJO)

— 2 gotas de Rosa
— 1 gota de Jazmín
— 1 gota de Camomila

Úselo como el anterior.

ACEITE DEL SOL

— 4 gotas de Olíbano
— 2 gotas de Canela
— 1 gota de "Petitgrain"
— 1 gota de Romero

Para la curación, vitalidad, fuerza y todas las influencias del Sol.

ACEITE DEL SOL #2

— 1 cucharadita de Canela triturado
— 1 cucharadita de bayas de Enebro machacadas
— 1 hoja de Laurel aplastada
— 1 pizquita de azafrán auténtico

Añádalo a un cuarto de taza de base oleosa y caliéntelo a fuego lento. Cuélelo y utilícelo para los fines ya mencionados

ACEITE DE TAURO

— 4 gotas de bouquet "Oakmoss" (Musgo de Roble)
— 2 gotas de Cardamomo
— 1 gota de Ylang-Ylang

Aceite personal para incrementar sus facultades personales.

ACEITE DEL TEMPLO

— 4 gotas de Olíbano
— 2 gotas de Romero
— 1 gota de Laurel
— 1 gota de Sándalo

Úselo durante los ritos religiosos cuya finalidad es estimular la espiritualidad, al realizar las "labores del templo", etc.

ACEITE DE VENUS (PLANETARIO)

— 3 gotas de Ylang-Ylang

— 2 gotas de Geranio

— 1 gota de Cardamomo

— 1 gota de Camomila

Para el amor, amistad, belleza, y otras influencias de Venus.

ACEITE DE VIRGO

— 4 gotas de Bouquet de "Oakmoss" (Musgo de Roble)

— 2 gotas de Pachulí

— 1 gota de Ciprés

Aceite personal con el fin de incrementar sus facultades.

ACEITE DE LAS VISIONES

— 4 gotas de "Lemongrass"

— 2 gotas de Laurel

— 1 gota de Nuez Moscada

Úntese la frente con fin de estimular la conciencia psíquica.

ACEITE DEL AGUA (ELEMENTAL)

— 3 gotas de ""Palmarosa""

— 2 gotas de Ylang-Ylang

— 1 gota de Jazmín

Para el amor, curación, conciencia psíquica, purificación, etc.

ACEITE DE LA RIQUEZA

— 4 gotas de bouquet de tonca

— 1 gota de Vetiver

Para la riqueza. Unte unas velas, enciéndalas y visualice.

Nota Final:

Los yerbateros siempre han invertido dinero en elementos de traba-jo como cristales, velas y hierbas. Los auténticos aceites esenciales son costosos, pero necesarios para practicar la magia con éxito.

Capítulo 8

Ungüentos

Al sacar a colación el tema de los ungüentos de las brujas, acuden a la mente los infames "ungüentos voladores", (al menos, a la mentes de quienes sienten cierto interés por la historia de la Magia y la Brujería). Estos bálsamos compuestos de plantas psicoactivas empapadas en una base de grasa, se extendía sobre la piel para ayudar a lo que hoy se conoce como proyección astral.

Sin embargo, éstos no son el único tipo de ungüentos que conocen las brujas y los magos. Existen muchos ungüentos cuya utilización está mucho más ligada a la Tierra y que están en correlación con los aceites. Cualquier aceite de la sección anterior puede transformarse en un ungüento si se le añade cera de abejas derretida, manteca de cerdo o (en la actualidad) grasa vegetal.

Como quiera que se fabrique, lo ideal es que los ungüentos se conserven en recipientes de cristal o porcelana. Desde un punto de vista práctico, he de decir que cualquier tarro que pueda cerrarse herméticamente servirá también. Guarde los ungüentos lejos del calor y de la luz.

Una advertencia, aunque la mayoría de los ungüentos descritos en esta sección son bastante inocuos, algunos son venenosos y podrían producir la muerte. El que yo los incluya en este trabajo no significa que recomiende la utilización de preparados tan venenosos. Estos ungüentos forman parte de la magia de las hierbas de tiempos ya pasados, y se incluyen aquí exclusivamente por su interés histórico.

Inciensos, Aceites e Infusiones

Cuando apareció la primera edición de este libro, recibí numerosas cartas de lectores que deseaban adquirir Beleño, Cicuta y otras hierbas nocivas. Sin duda, no habían tenido en cuenta mis advertencias y trataban de preparar un ungüento para volar. No hay que decir que no les ayudé a salir, ni entrar pronto a la tumba.

Algunas personas, al parecer, se empeñan en no escuchar.

Elaboración de los Ungüentos

La elaboración es sencilla. Los ungüentos se componen de hierbas o aceites y una base. En el pasado, la base preferida era la manteca de cerdo porque era fácil de conseguir, pero la grasa vegetal o la cera de abeja produce mejores resultados. La base debe ser una sustancia grasienta que se derrita con el calor, pero que permanezca en estado sólido a temperatura ambiente. Algunos herboristas usan grasa de dinosaurio (es decir, vaselina obtenida del petróleo).

Hay dos sistemas esenciales para preparar ungüentos mágicos:

— El Método de la Grasa Vegetal:

Caliente cuatro partes de grasa vegetal a fuego lento, hasta que se derrita. Vigile que no se queme. Añada una parte de la mezcla de hierbas disecadas, remuévalo con una cucharada de madera hasta que la grasa vegetal haya extraído el aroma de las hierbas. Deberá percibir el aroma en el aire.

Cuélelo y échelo en un recipiente a prueba de calor, por ejemplo una lata. Añada media cucharadita de tintura de Benjuí (consulte la sección de Tinturas de este libro o cómprelo en una farmacia) por cada pinta de ungüento, para que actúe como conservante natural. Almacénelo en un lugar fresco y oscuro, puede ser la nevera. Los ungüentos deben durar semanas o incluso meses. Descarte los que se pongan mohosos y sustitúyalos por una remesa nueva.

— El Método de la Cera de Abejas:

Los ungüentos creados mediante este procedimiento se asemejan más a los cosméticos. No resultan densos ni grasientos. Es mejor elaborarlos con aceites en lugar de hierbas, pues es difícil colarlos.

Utilice cera de abejas sin tratar. Si no, use el tipo de cera que tenga. Córtela en lascas para luego introducirla en un vaso graduado. Ponga, aproximadamente, un cuarto de taza de cera de abejas al baño María (en una lata colocada dentro de un recipiente de mayor tamaño con agua). Añada la cuarta parte de una taza de aceite de Oliva, Avellana, Sésamo u otro aceite vegetal. Remuévalo con una cuchara de madera hasta que la cera se haya mezclado con el aceite.

Apártelo del calor y deje que se enfríe un poco, (el calor de la cera hará que no se evaporen los aceites). Agregue la mezcla de aceites a la cera. Remueva bien y viértalo en un recipiente a prueba de calor. Márquelo y guárdelo de la forma habitual.

Las recetas a continuación indican su método de preparación:

Ungüentos para Cargar de Poder

Una vez que el ungüento se ha enfriado en su tarro, cárguelo de poder para que satisfaga su necesidad mágica. Recuerde que esta importantísima operación conduce la energía hasta el interior del ungüento, hasta quedar listo para su utilización ritual.

Utilización de los Ungüentos

Los ungüentos suelen extenderse sobre el cuerpo con el fin que se produzcan diversas alteraciones mágicas. Al igual que sucede con los aceites, esto se lleva a cabo mientras se visualiza, sabiendo que el ungüento cumplirá su función.

Las Recetas

UNGÜENTO DE LOS EXORCISMOS
— 3 gotas de Olíbano
— 2 gotas de Hierbabuena
— 1 gota de Clavo
— 1 gota de Pino

Añada los aceites a la base de cera de abejas. Únteselo en su cuerpo cuando tenga necesidad de una purificación intensa.

Inciensos, Aceites e Infusiones

UNGÜENTO PARA VOLAR (*no es tóxico*)

— 1 parte de Díctamo de Creta

— 1 parte de Cincoenrama

— 1 parte de Artemisa

— 1 parte de Perejil

Agregue las hierbas a la grasa vegetal y prepare el ungüento de forma habitual. Úntelo sobre su cuerpo antes de la proyección astral.

UNGÜENTO PARA VOLAR #2 (*no es tóxico*)

— 2 gotas de aceite de Sándalo

— 1 gota de aceite de Jazmín

— 1 gota de aceite de Benjuí

— 1 gota de aceite de Macis

Ha de añadir los aceites a la base de cera de abejas. Utilícelo como la fórmula anterior.

UNGÜENTO PARA VOLAR #1 (*no se debe usar*)

— Cincoenrama

— Perejil

— Acónito[‡]

— Belladona[‡]

— Cicuta[‡]

—"Cowbane"[‡]

UNGÜENTO PARA VOLAR #2 (*nocivo como el anterior*)

— Manteca de Cerdo

— Hachís[‡]

— flores de Marihuana[‡]

— flores de Amapola

— Eléboro[‡]

¡No estoy bromeando!

UNGÜENTO CURATIVO

— 4 gotas de Cedro
— 2 gotas de Sándalo
— 1 gota de Eucaliptus
— 1 gota de Canela

Añádalo a la base de cera de abejas derretida, déjelo enfriar y extiéndalo sobre su cuerpo para acelerar la curación. No lo aplique en la piel con heridas o quemaduras.

UNGÜENTO PARA DESHACER UN MALEFICIO

— 3 partes de "Galangal"
— 2 partes de raíz de Jengibre, seca
— 2 partes de Vetiver
— 1 parte de Cardo

Moje las hierbas en grasa vegetal, cuélelas, déjelo enfriar y extiéndalo sobre su cuerpo por la noche.

UNGÜENTO DEL AMOR

— 4 gotas de Ylang-Ylang
— 2 gotas de Lavanda
— 1 gota de Cardamomo
— 1 gota de extracto de Vainilla

Añada los aceites a la base de cera de abejas/aceite. Prepare el ungüento siguiendo el procedimiento habitual y extiéndalo sobre su cuerpo cuando esté buscando amor.

UNGÜENTO DE LA LUJURIA

— 3 partes de "Galangal"
— 2 partes de Eneldo
— 1 parte de Jengibre
— 1 parte de Hierbabuena
— 1 grano de Vainilla entero

Elabórelo con grasa vegetal siguiendo el procedimiento habitual. Extiéndalo sobre su cuerpo (evite las zonas más delicadas).

Inciensos, Aceites e Infusiones

UNGÜENTO DE LA DIOSA LUNA
— 5 gotas de Sándalo
— 3 gotas de Limón
— 1 gota de Rosa

Prepárelo con una base de cera de abejas/aceite. Únteselo para sintonizar con la Diosa de la Luna y durante los ritos de Luna Llena.

UNGÜENTO PROTECTOR
— 2 partes de Malva
— 2 partes de Romero
— 1 parte de Verbena

Hágalo con grasa vegetal, según el procedimiento habitual. Póngaselo en el cuerpo para expulsar influencias negativas.

UNGÜENTO DE LOS PODERES PSÍQUICOS
— 3 partes de Laurel
— 3 partes de Anís Estrellado
— 2 partes de Artemisa
— 1 parte de Yerba Santa

Hágalo con grasa vegetal siguiendo el método habitual. Úntese las sienes, el centro de la frente y la parte de atrás del cuello para mejorar sus poderes psíquicos.

UNGÜENTO DE LOS PODERES PSÍQUICOS #2
— 3 gotas de "Lemongrass"
— 2 gotas de Laurel
— 1 Milenrama

Mézclelo con la base de cera de abejas/aceite y luego únteselo.

UNGÜENTO DE LAS RIQUEZAS
— 4 gotas de Pachulí
— 3 gotas de Bouquet de "Oakmoss" (Musgo de Roble)
— 1 gota de aceite de Clavo
— 1 gota de aceite de Albahaca

Prepárelo siguiendo el método de la cera de abejas/aceite y úntese el cuerpo y las manos a diario a fin de atraer riqueza.

UNGÜENTO DEL DIOS SOL

— 4 gotas de Olíbano

— 3 gotas de Naranja

— 1 gota de Canela

Prepárelo según el método de la cera de abejas/aceite. Úntese el cuerpo para armonizar con el Dios Solar, en especial en los Sabbats Wiccanos.

UNGÜENTO DE LAS VISIONES (¡Cuidado!)

— Marihuana[‡]

— Angélica

— Kava Kava

Elabórelo con grasa vegetal. Úselo para crear visiones. Use Anís estrellado en lugar de Marihuana para que esas visiones sean legales.

UNGÜENTO DE LAS BRUJAS (no es tóxico)

— 3 partes de Verbena

— 3 partes de Sándalo

— 2 partes de Canela

— 1 parte de pétalos de Clavel

Prepárelo con grasa vegetal siguiendo el método habitual. Almacénelo en un recipiente marcado con un pentagrama. Untese el cuerpo antes de participar en las ceremonias Wiccanas.

UNGÜENTO DE LAS BRUJAS #2 (no es tóxico)

— 3 gotas de Olíbano

— 2 gotas de Mirra

— 1 gota de Sándalo

— 1 gota de Naranja

— 1 gota de Limón

Prepárelo según el método de la cera de abejas/aceite. Utilícelo del mismo modo que el ungüento anterior.

UNGÜENTO DE LAS BRUJAS (¡Cuidado!)

— Cicuta[‡]
— Alamo
— Acónito[‡]
— Hollín

UNGÜENTO DE LA JUVENTUD

— 4 partes de Romero
— 2 partes de pétalo de Rosa
— 1 parte de Anís
— 1 parte de Helecho
— 1 parte de Arrayán

Prepárelo con grasa vegetal. Para conservar o volver a alcanzar la juventud, desnúdese ante un espejo de cuerpo entero al salir el Sol y úntese ligeramente su cuerpo con este ungüento, mientras se visualiza a sí mismo tal como le gustaría ser.

Capítulo 9

TINTAS

Las lámparas de aceite ardían como una llama vacilante en la tosca choza. Una mujer de avanzada edad tomó la mano de su cliente. La vidente alzó una botella de cristal y, mientras murmuraba un encantamiento, vertió tinta en la palma extendida del joven. Al mismo tiempo, las llamas danzarinas se reflejaban en el charquito negro, ella le adivinó el futuro.

Hace tiempo que la tinta se utiliza en el arte de la magia. Tal vez su aplicación más útil sea su capacidad para transformar símbolos o imágenes de los objetivos mágicos y darles una forma visible. Tales imágenes son los focos donde se centra la atención en los ritos mágicos con el fin de mover, programar y dirigir hacia fuera la energía personal. La tinta es un instrumento mágico.

Muchos manuales secretos de magia fueron transcritos total o parcialmente en la Edad Media y el Renacimiento. Algunos (unos han sido publicados recientemente, consulte la Bibliografía) contenían secciones dedicadas a la purificación y al "exorcismo" de las tintas. Las tintas eran utilizadas para dibujar símbolos o signos que se creía tenían poder para invocar o expulsar los de seres peligrosos. Por tanto, se creía que era necesario purificar las tintas antes de utilizarlas.

Hoy en día, los usos mágicos de la tinta están casi olvidados, aunque hay quienes todavía echan sortilegios con una supuesta "Tinta de Sangre de Murciélago". Ciertos magos cuando reciben instrucciones como "dibujar dos corazones y el símbolo de Venus con tinta verde" o "pintar su hogar" agarran un bolígrafo y hacen una serie de garabatos sobre un papel. Al actuar de este modo, no hacen sino engañarse así mismos en lo referente a su participación en la ceremonia. Muchos de nosotros creamos inciensos y aceites ¿por qué no habríamos de crear tintas también?

La primera "tinta" fue quizá carbón de leña; la primera pluma, un palo carbonizado.

Esto también se puede realizar en nuestros días. Sólo tiene que quemar un palo o una rama hasta que el extremo quede reducido a carbón (no a cenizas). Cuando se enfríe puede usar un palo como si fuera un lápiz de carboncillo para dibujar la imagen de su objetivo. Fabríque un carboncillo nuevo para cada ceremonia. Mientras arde y hace el dibujo, visualice su necesidad mágica.

Ritos tan primitivos deberían bastar para incrementar su habilidad para impulsar y dirigir su poder personal. Si no producen tal efecto, pruebe a fabricar sus propias tintas mágicas.

Con todas las tintas mágicas hay que usar plumas de ave afiladas o plumillas. Las últimas se adquieren en las papelerías y establecimientos en donde se vende el material de oficina. Practique primero la escritura con plumilla antes de utilizarla con fines mágicos.

Nos han llegado dos recetas de tintas mágicas que proceden de tiempos muy antiguos. Desgraciadamente, son de difícil realización y es posible que no salgan bien. Aquí las tiene, simplemente a título de curiosidad:

TINTA MÁGICA #1
— 10 onzas de agalla de Roble
— 3 onzas de Caparrosa Verde
— 3 onzas de Alumbre de Roca o de Goma Arábiga

Triture todos los ingredientes hasta reducirlos a un polvo muy fino y échelos en un recipiente de barro que haya sido vidriado recientemente. La vasija ha de contener agua procedente de un río. Haga un fuego con ramitas de helecho recogidas la víspera de San Juan, y ramas de parra cortadas una noche de Luna Llena del mes de marzo. Eche algo de papel que no esté manchado a este fuego y coloque la vasija encima. Cuando hierva el agua, la tinta estará lista.

TINTA MÁGICA #2

— Olíbano "humo"

— Mirra "humo"

— Agua de Rosas

— Vino Dulce

— Goma Arábiga

Coja el humo del Olíbano y la Mirra (podrá obtenerlo quemando las respectivas gomas y colocando una cuchara sobre las mismas. Consulte la sección sobre negro de humo, a continuación). Mézclelos en una vasija con agua de rosas y un vino de olor dulce. Añada Goma Arábiga en cantidad suficiente para que la mezcla tenga una densidad que permita escribir con ella.

Tales recetas, que datan del siglo XVI o de antes incluso, son unos ejemplos muy buenos de la razón por la cual ya no se fabrica más tinta mágica. Existe una versión simplificada de la segunda receta cuyo resultado es una tinta que pueden utilizar quienes deseen invertir tiempo y esfuerzo en el proyecto. Se describe a continuación:

Negro de Humo

El negro de humo se utiliza tanto en las fórmulas anteriores como en las que aparecen a continuación. Se obtiene utilizando velas. Si usted está fabricando tinta con el fin de satisfacer sus necesidades mágicas de carácter general, utilice una vela blanca. Si la quiere usar para unos objetivos específicos, las velas han de ser de color. Por ejemplo, si fabrica una tinta para el dinero, use una vela verde; para el amor, un cirio rosa (consulte el Apéndice 1: Colores).

Encienda una vela del color adecuado y coloque la parte inferior de la paleta de la cuchara sobre la llama, muy cerca de la mecha. Si la deja ahí durante 30 ó 45 segundos, la llama habrá cubierto la cuchara de una capa negra. Retire la cuchara de la llama y colóquela sobre un pequeño cuenco. A continuación raspe cuidadosamente el negro de humo y colóquelo en el recipiente. Para ello puede utilizar un pequeño trozo de cartón.

Asegúrese que el negro de humo realmente cae dentro del recipiente. Es más ligero que el aire y podría volar sobre la mesa o alfombra si no lo observa con cuidado.

Repita esta operación de treinta a setenta veces (tardará entre treinta minutos y una hora) hasta haber obtenido una cantidad adecuada de hollín negro y fino. Si está fabricando una tinta para un objetivo mágico determinado, habrá de visualizarlo constantemente mientras va acumulando el negro de humo.

Para entonces tendrá las manos sucias y es de esperar que el mango de la cuchara no esté demasiado caliente.

Si por algún motivo decide fabricar la Tinta Mágicas #2, habrá de obtener el hollín quemando Olíbano y Mirra).

A continuación, haga la siguiente receta. En esta receta no se indican las cantidades porque resulta difícil (si no imposible) medir la cantidad de negro del humo. Sin embargo he de advertirle que a no ser que dedique cierto tiempo a acumular negro de humo, la cantidad de tinta obtenida será muy reducida.

TINTA MÁGICA #3
— Negro de Humo
— Agua Destilada
— Goma Arábiga

Eche el agua destilada tibia o caliente en el recipiente del negro de humo, gota a gota. Pare cuando crea que es suficiente. Mezcle el hollín y el agua con un dedo hasta que el hollín se haya disuelto totalmente y el agua esté de color de la tinta negra. No es fácil, pues el negro de humo tiende a flotar sobre el agua.

Si añade demasiada agua (si el agua tiene un color gris apagado), añada más negro de humo hasta lograr una tonalidad intensa.

Añada una pequeña cantidad de Goma Arábiga triturada y mézclela con el dedo (o con una cuchara si va a hacer mucha cantidad) hasta que la goma se haya disuelto en el líquido templado. La mezcla ha de ser tan densa como la tinta que se vende en los comercios. Examine la tinta primero para determinar la densidad correcta.

Resulta difícil calcular las proporciones adecuadas de negro de humo, agua y Goma Arábiga, pero si sigue estas instrucciones podrá fabricar una tinta mágica utilizable al primer intento. Una vez mezclada, échela en una botella y lávese las manos. Será necesario.

Tintas Mágicas Sencillas

La primera edición de este libro contenía muchas de estas recetas. Pruebe unas cuantas si lo desea. Si el líquido es demasiado fino para que se pueda escribir con él, añada un poco de Goma Arábiga.

TINTA MÁGICA #4

Con extracto de Azafrán se elabora una tinta mágica estupenda, pero el precio es exorbitante.

TINTA MÁGICA #5

Las uvas de América machacadas producen una tinta morada. En realidad uno de los nombres que tiene esta planta en inglés es "inkberry" que significa baya de la tinta. La semilla es venenosa, así que como de costumbre, mantenga esta tinta lejos de la boca.

TINTA MÁGICA #6

El jugo de remolacha es una tinta rojiza. Añada goma arábiga para que espese si es necesario.

TINTA MÁGICA #7

Pruebe a fabricar tinta con la Zarzamora, la "boysenberry" y el jugo de Uva.

TINTA MÁGICA #8

Es fácil hacer tinta "invisible", como cualquier Boy Scout sabe. Se usa leche, jugo de limón y otras sustancias, y se utiliza una plumilla limpia y un papel blanco. Son tintas útiles en muchos tipos de hechizos; use su imaginación. Para que la caligrafía invisible aparezca coloque con cuidado el papel sobre la llama de una vela (caliente el papel sin quemarlo), hasta que aparezca la caligrafía.

Inciensos, Aceites e Infusiones

Este es un ejemplo de cómo se utilizan tintas invisibles en las ceremonias: Escriba o dibuje una imagen de su objetivo mágico con tinta invisible. Hágalo con su poder y visualice al mismo tiempo. Cuando se haya secado, mire fijamente el papel y verá... nada. Esto representa su vida sin esa necesidad. A continuación, aproxímelo a la llama de una vela, y mientras la imagen va apareciendo lentamente, envía energía a su interior sabiendo que la necesidad se manifestará también en su vida.

Utilización de las Tintas Mágicas

Es muy sencillo. Aquí están unas cuantas ideas:

• Escriba cuál es su objetivo mágico o dibuje una imagen del mismo en un papel del color adecuado. Visualice cómo la energía hace que las letras resplandezcan según las va escribiendo, o cómo reluce la imagen cargada de poder.

• Unte el papel con los aceites que armonicen con su necesidad y quémelo hasta que quede en cenizas. Mientras arde verá cómo la energía que ha comunicado al papel fluye para manifestar su deseo.

• Invente un instrumento sencillo para la adivinación: de noche, queme un incienso inductor del psiquismo. Vierta varias gotas de tinta negra en un recipiente pequeño y redondo lleno con agua. Cuando el agua se oscurezca, apague la luz, encienda una vela amarilla o blanca y mire fijamente el agua. Relaje su mente consciente, y deje que entre en contacto con su mente psíquica. Muéstrese dispuesto a recibir información sobre posibles hechos futuros.

NOTA: Algunos hechizos antiguos exigen que la tinta llegue hasta el interior del cuerpo. Ello supone dibujar una imagen en un papel, disolverlo en agua y beberse el líquido de un trago. La mayoría de las tintas comerciales son venenosas (al igual que muchas de fabricación casera) así que ¡no beba ni coma tinta! Tenga presente los conocimientos del mundo actual a la hora de celebrar este tipo de ritos.

¡RECIBA UN REGALO GRATIS!

Si le gustaría recibir información periódica gratis de las últimas publicaciones de
LLEWELLYN y ser parte de nuestra lista exclusiva de lectores, por favor llene y
envíenos ésta tarjeta. A vuelta de correo recibirá un pequeño regalo como muestra
de nuestro aprecio por su interés.

POR FAVOR ESCRIBA EN IMPRENTA:

Nombre ....

Dirección ....

Ciudad...Estado...

Zona o código postal ....

Dirección Electrónica (E-Mail)..

Sexo: ☐ Masculino   ☐ Femenino

Edad: ☐ Menor de 15 años ☐ 15-24   ☐ 25-34

      ☐ 35-44   ☐ 45-54   ☐ Más de 55 años

Estado civil: ☐ Soltero (a)   ☐ Casado (a)   ☐ Separado (a) ☐ Viudo (a)

Nivel de ingreso: ☐ 10.000 - 15.000   ☐ 15.001 - 20.000
      ☐ 20.001 - 30.000   ☐ 30.001 - o más

Habla o lee inglés: ☐ Si   ☐ No

Hace compras a través del INTERNET: ☐ Si ☐ No

Sitios preferidos de compra en el INTERNET: 1: ....

      2: ....

      3: ....

TEMAS DE INTERÉS

☐ Astrología   ☐ Tarot   ☐ Hipnotismo   ☐ Quiromancia

☐ Meditación   ☐ Parapsicología ☐ Filosofía   ☐ Mitología

☐ Chakras   ☐ Yoga   ☐ Magia   ☐ Sueños

☐ Reencarnación   ☐ Metafísica   ☐ Numerología   ☐ Santería

☐ Ciencias Ocultas   ☐ Medicina Alternativa/Salud   ☐ Religiones Alternativas

☐ Desarrollo Psíquico ☐ Otro: ....

Que revistas o periódicos lee Ud. regularmente, especifíque: ....

....

K-930-X

Llewellyn Worldwide Ltd.
P. O. Box # 64383
St. Paul, MN 55164-0383

Capítulo 10

TINTURAS

Los aceites se utilizan en magia para estimular nuestra conciencia ritual a través del sentido del olfato así como para añadir sus energías a los sortilegios. Los líquidos perfumados, conocidos bajo el nombre de tinturas, son tan efectivos como los aceites. En el arte mágico de la perfumería, las tinturas se crean mojando vegetales secos en alcohol con objeto de que éste capte su aroma. Es un proceso sencillo y rápido. Sirve para la creación de productos que en la magia pueden utilizarse tanto o más que los aceites.

Sin embargo, existe un problema. El alcohol utilizado en la fabricación de las tintas mágicas es alcohol etílico (también se denomina etanol). Asimismo existe una variedad denominada isopropilo, o alcohol para friegas, resultante de la destilación de productos derivados del petróleo. Ahora bien, tiene un olor tan penetrante que no resulta adecuado para captar fragancias, por lo que le recomiendo que no lo utilice. El alcohol etílico es un producto totalmente natural resultante de la destilación de cereales, azúcar o uvas.

Desgraciadamente, el alcohol etílico es, a veces, difícil de encontrar y suele ser caro. En Estados Unidos puede a veces conseguirse un alcohol de 192 grados denominado "Everclear", pero también es caro. (Cuando se habla de un alcohol de 192 grados quiere decirse que la proporción de alcohol es de un 96%). Como yo vivo cerca de la frontera de los Estados Unidos con México, generalmente compro el alcohol etílico en Tijuana. Los adultos están autorizados a pasar por la frontera un cuarto de galón de licores.

Para la elaboración de tinturas se precisa una proporción de alcohol de, por lo menos, un 70%, ó 140 grados. El vodka, que se compone exclusivamente de alcohol etílico, tiene sólo 90 grados, o un 45% de alcohol, así que no es lo bastante fuerte para producir un buen perfume. Busque alcohol etílico en las tiendas de vinos y licores, en los supermercados y en las farmacias. Cuando lo encuentre, estará en condiciones de fabricar tinturas mágicas.

El proceso es muy sencillo. Para empezar reuna unas buenas reservas de materia vegetal disecada. Las hierbas frescas no sirven a causa de su contenido en agua. Algunas plantas no son solubles en alcohol, es decir, su aroma no pasa al etílico, por lo que no sirven para producir tinturas intensamente perfumadas. Consulte la lista de las hierbas que se recomiendan en esta sección o bien haga experimentos usted mismo.

Los principales proveedores afirman que utilizan una proporción de un 70% de alcohol, pero yo he tenido muy buenos resultados utilizando un 96%. Si no le importa arriesgarse (y desea estirar sus reservas de alcohol), puede diluir el etílico en agua destilada. Ello facilitará la captación del aroma de determinadas plantas que no son totalmente solubles en agua.

Creando Tinturas

Machaque en su mortero las hierbas secas que va a utilizar en la tintura. Tritúrelas hasta reducirlas a un polvo muy fino. Ello tiene una gran importancia, en especial cuando se trabaja con maderas como el sándalo. Tal vez, le interese comprarlas previamente trituradas.

A continuación cargue la hierba de poder, teniendo presente el objetivo mágico de la tintura que está a punto de preparar. Eche la hierba en una botellita que se pueda cerrar herméticamente. Con la ayuda de un pequeño embudo, vierta la cantidad de alcohol etílico necesaria para que la hierba quede cubierta. Cierre la botella. Agítela con fuerza a diario durante una o dos semanas. Siempre que la agite, visualice el objetivo mágico de la tintura.

Luego filtre el alcohol utilizando para ello un filtro de café (o un trozo de estopilla colocado dentro de un colador). Es posible que el aroma ya sea lo bastante intenso (suele serlo si los ingredientes son gomas como el Olíbano o la Mirra). Si no fuera así, eche más hierba en la botella y añada alcohol hasta que quede cubierta. Hágalo con rapidez, pues el alcohol se evapora cuando está en contacto con el aire.

Déjelo reposar de nuevo y repita el proceso. Agite la botella todos los días. El alcohol adquirirá un aroma y un color muy intensos. (En realidad, es posible que esto se produzca inmediatamente después de echar alcohol a las hierbas). Si no fuera así, se deberá a que usted está utilizando una planta que no es fácilmente soluble en alcohol. Añada un poco de agua al alcohol y vuelva a intentarlo, o elija una de las hierbas incluidas en esta sección.

Para determinar si la tintura tiene el aroma adecuado, póngase una o dos gotitas en la muñeca. Espere hasta que el alcohol se haya evaporado y luego aspire el aroma. El perfume que desprenden muchas tinturas, cuando están en la botella, no es el "verdadero" aroma.

Cuando el perfume de la planta consiga imponerse al olor dulzarrón del alcohol, habrá de filtrar la tintura por última vez, embotellarla, añadir unas gotas de aceite de Ricino o de Glicerina para fijar el aroma, etiquetarla y guardarla en un lugar fresco, donde no le dé directamente la luz del sol, hasta que la necesite.

Y una vez fabricada la tintura ¿que ha de hacer con ella?

Utilización de las Tinturas

¡Bajo ningún concepto puede beber las tinturas mágicas! Gran parte de la materia vegetal utilizada en su elaboración puede resultar nociva si se traga. No hay duda que el alcohol de 192 grados tampoco puede sentarle muy bien.

Sin embargo, tiene otras utilizaciones. Ya he hecho referencia a una de ellas en la sección del incienso al hablar de los papeles de incienso perfumados. Parece salir mejor si se emplean tinturas como gomas y resinas, o con un perfume muy intenso.

Inciensos, Aceites e Infusiones

Algunas tinturas pueden extenderse sobre la piel con el fin de conducir el poder de la planta hasta nuestro interior, pero conviene que primero haga la prueba de ponérsela sobre una pequeña porción de piel. El alcohol se evaporará con rapidez y quedará el perfume de la planta. Ciertas tinturas pueden producir irritación en la piel, otras dejan unas manchas muy desagradables o restos de goma sobre la misma. Así ocurre cuando se utilizan tinturas de olíbano y copal. La Lavanda, el Clavo, el Pachulí y muchas otras tinturas dan muy buen resultado cuando se extienden sobre el cuerpo, pero aquellas tinturas con una base de alcohol pueden secar las pieles sensibles.

Pueden también untarse con tinturas los instrumentos mágicos, saquitos, velas y joyas; es posible echarlas en el agua de la bañera, mezclarlas con aceites, añadirlas a ungüentos, etc. Las tinturas prácticamente tienen la misma utilización ritual que los aceites.

Estas son algunas hierbas utilizadas en la elaboración de tinturas con muy buenos resultados. Asimismo, se incluyen algunas muestras de recetas para que las pruebe. Quizá descubrirá que la elaboración de tinturas es más fiable para captar el aroma de determinadas plantas que ningún otro método de fabricación casera.

Hay que tener en cuenta que el alcohol etílico rápidamente captará el aroma de ciertos ingredientes como el "clavo" y el "anís estrellado". También dan resultado algunas gomas como el Olíbano, la Mirra, el Benjuí y el Copal, aunque, como dije antes, el producto resultante tal vez sea algo chicloso. Puede utilizar otras hierbas aunque el resultado dependerá de la suerte. Experimente!

Materiales sugeridos para la fabricación de Tinturas

BENJUI— Esta tintura traslúcida de color marrón oscuro huele a antiséptico y resulta perfecta para tener más éxito en los negocios y aguzar las facultades mentales. Se utiliza en ciertos ritos de purificación Puede extenderse sobre una vela blanca y luego encenderla. También es posible echar unas gotas de tintura de Benjuí a los aceites y ungüentos perfumados para conservarlos.

ALCANFOR— Utilice exclusivamente alcanfor auténtico, por supuesto. El resultado es una tintura clara con un perfume fresco y penetrante. Huélalo si desea que disminuyan sus apetencias sexuales. Extiéndala sobre los amuletos curativos (saquitos) o échela en los baños de luna llena.

CANELA— De olor muy agradable. Impregne los saquitos para el dinero, úsela en los baños para atraer el dinero. Asimismo, huélala para desarrollar sus poderes psíquicos y añádala a las mezclas protectoras. La tintura es de color marrón oscuro rojizo.

CLAVO— Otro aroma increíble. Utilícelo en las fórmulas de protección y exorcismo. Unte el dinero antes de gastarlo. Utilícela para el amor. La tintura es transparente y de color marrón claro.

COPAL— Con esta fina goma procedente de méxico se fabrica una tintura traslúcida de color amarillo claro. La piel queda pegajosa, cuando se unta con esta sustancia. Su perfume recuerda a una combinación de olíbano y limón. Úntela si desea protección. También se usa en las fórmulas de espiritualidad.

"DEERSTONGUE"— Un cálido aroma a vainilla. Huélala para incrementar sus poderes psíquicos. Es una tintura de color verde claro, usada también para atraer a los hombres.

OLIBANO— Una de las primeras tinturas que hice. Con Olíbano se prepara una tintura de un color dorado y olor definido. El olor es sintético en su mayor parte. Unte los instrumentos, los saquitos o su cuerpo (si no le importa tener la piel pegajosa). Utilícelo en los ritos de purificación o en las ceremonias con fines de aumentar la espiritualidad, en el exorcismo y en los ritos para la protección y la suerte. Es una de las tinturas que produce mejores resultados cuando se utiliza para perfumar papeles de incienso.

"GALANGAL"— Este rizoma crea una tintura amarillo claro de olor a Jengibre y a Alcanfor. Utilícela para la suerte, el dinero, la protección, el exorcismo y el desarrollo psíquico.

LAVANDA— Esta tintura de color verde claro puede utilizarse para atraer el amor y para dormir. Unte la almohada y su frente; también se usa para purificar y para fomentar la castidad y la paz.

MIRRA— Tintura marrón de perfume agridulce. Se utiliza para la espiritualidad, la curación y la protección. Su aroma evoca tiempos antiguos. Es muy sugestiva cuando se mezcla con el Olíbano. Es muy apropiada para los papeles de incienso.

NUEZ MOSCADA— Tintura traslúcida, de color naranja rojizo. Ha de olerla para incrementar sus poderes psíquicos. Unte el dinero y los amuletos para la salud y la suerte (saquitos).

PACHULI— Con esta hierba se elabora una evocadora tintura verde. Posee un embriagador aroma a tierra. Sirve para el dinero, el amor y la fertilidad.

HIERBABUENA— Aunque surte efecto con cierta lentitud, los resultados compensan el esfuerzo realizado. Esta tintura de color verde menta se utiliza en los ritos cuya finalidad es el dinero, la purificación y el amor. Extiéndala sobre la almohada. Pruebe también la Menta Verde.

ROMERO— Un tintura rica y resinosa de color verde amarillento. Sirve para casi todos los objetivos mágicos; el amor, la curación, la protección, el exorcismo, el sueño, la lujuria, etc.

SALVIA— Para esta tintura utilizo la Salvia local, de color blanco. Con ella se elabora una tintura muy poderosa de color marrón verdoso. Su perfume se asemeja algo al alcanfor, con una intensa "nota de verdor". Se emplea para las curaciones, la purificación, la protección y para obtener sabiduría. También puede usarse para impregnar amuletos o saquitos de los deseos.

SANDALO— Esta es otra tintura que se produce lentamente. Asegúrese que utilice sándalo triturado y pruebe a elaborarla. Al parecer, esta tintura es la que tarda más en "cocinarse", pero cuando se ha terminado de preparar, huele como el sándalo, con un cierto aroma a cedro. Utilícela para la protección, la espiritualidad, la curación y el exorcismo.

ANIS ESTRELLADO— Esta hierba picante, de forma estrellada, produce una tintura que huele a Sasafrás. Huélala para mejorar su conciencia psíquica, sobre todo antes de trabajar con las cartas del tarot, las piedras rúnicas u otros instrumentos del arte adivinatorio.

TONCA— Un rico olor a Vainilla que deja un ligero amargor. Extiéndala sobre el dinero y sobre los amuletos para el amor, el valor y el cumplimiento de sus deseos (saquitos), pero no ha de ingerirla. Las Habas de Tonca son venenosas y, por tanto, son cada vez más difíciles de conseguir.

VAINILLA— Esta hierba nos resulta familiar. Se emplea con frecuencia en el arte culinario. Con ella se prepara una tintura con un perfume cálido y rico. Sirve para atraer el amor, para estimular la energía física y para agilizar los procesos mentales.

ALOE— Con esta corteza malasia se elabora una tintura que huele a Jengibre y a Pimienta, y es muy resinosa. Resulta perfecta para impregnar con ella los instrumentos sagrados, el altar y los amuletos y talismanes de la suerte y la espiritualidad.

Quiero insistir en lo siguiente: Cuando extienda las tinturas, no debe olerlas hasta que el alcohol se ha evaporado, el perfume de la hierba alcanzará la plenitud.

La lista que acabo de presentar aunque breve es un buen punto de partida para quienes estén interesados en la elaboración de las tinturas mágicas.

A continuación mostraré unas cuantas fórmulas para la fabricación de tinturas. Puede probarlas. Son combinaciones de algunas de las hierbas ya citadas. La aplicación sobre la piel no entraña ningún riesgo, pero pueden secarla debido a su alto contenido de alcohol. Por otra parte, he de insistir en que las tinturas con una base de goma pueden ser pegajosas. (¡Queda advertido!).

En cuanto a las proporciones, conviene que utilice cantidades iguales, a menos que su conciencia psíquica le indique que ha de obrar de otro modo. Mezcle los ingredientes tal como lo haría si fueran aceites.

Recuerde que cuando utilice las tinturas (como con todos los productos mágicos elaborados con hierbas), ha de visualizarlas y cargarlas de poder.

Inciensos, Aceites e Infusiones

Las Recetas

TINTURA PROTECTORA
— Canela
— Sándalo
— Clavo

Extiéndala sobre su cuerpo o sobre ciertos objetos para que le proporcione protección.

TINTURA DEL CUERPO SANO Y LA MENTE SANA
— Salvia
— Mirra
— Romero

Impregne con ella su cuerpo, sus amuletos curativos (saquitos), las velas azules, etc. con el fin de acelerar la curación o conservar la buena salud.

TINTURA DEL AMOR
— Lavanda
— Romero
— Pachulí

Extiéndala sobre su cuerpo o sobre los saquitos del amor, con el fin de atraer y de aumentar su capacidad de dar y recibir amor.

TINTURA DEL DINERO
— Pachulí
— Clavo
— Nuez Moscada
— Canela

Unte el dinero con esta sustancia antes de gastarlo; extiéndala sobre los amuletos del dinero, su monedero o su cartera, la caja registradora, etc.

TINTURA SAGRADA
— Olíbano
— Mirra
— Benjuí

Extiéndala sobre su cuerpo con el fin de incrementar su participación en actividades espirituales y religiosas de todo tipo, especialmente antes de la meditación.

TINTURA DEL TERCER OJO
— Anís Estrellado
— Clavo
— Nuez Moscada
—"Deerstongue"

Unte su almohada con ella si desea tener sueños psíquicos (sin embargo, ¡tenga cuidado! esta tintura mancha. Utilice una funda de almohada especial para esta operación). Asimismo, extiéndala sobre su frente y sus muñecas antes de hacer uso de sus facultades psíquicas naturales.

Capítulo 11

Baños de Hierbas

L a bolsa de las hierbas permanece dentro de la bañera con agua caliente. Las plantas, al mojarse, sueltan un agua teñida y perfumada. Así empieza el baño mágico.

Introducir unas hierbas en el agua de la bañera es una de las modalidades de magia más sencillas. En general podemos decir que una bañera llena de agua con un saquito es algo muy parecido a una inmensa tetera con un té de hierbas en el cual el bañista reposa cual una infusión. Cuando se introducen hierbas en el agua caliente, éstas liberan tanto sus energías como sus aromas y colores. Por todo ello, los baños son un instrumento muy poderoso para aumentar la conciencia psíquica, atraer el amor, acelerar las curaciones y garantizar la protección personal.

Fabricación de los Saquitos

Puede seguir una de las recetas incluidas en esta sección, o crear sus propias fórmulas. Las mezclas para el baño pueden prepararse por adelantado y guardarse en un tarro herméticamente cerrado, hasta que necesite usarlas.

Una vez reunidos todos los ingredientes, póngalos en un recipiente. Mezcle las hierbas con los dedos. Mientras lo hace, dirija su poder a las mismas y visualice su objetivo mágico. Una vez mezcladas, eche un puñado de hierbas en el centro de un gran cuadrado de estopilla. Ate los extremos e introdúzcalo en la bañera. Si no tiene estopilla, puede usar simplemente una toallita vieja.

Para ahorrar tiempo, puede preparar varias bolsitas para el baño con el fin de utilizarlas en el futuro. Colóquelas dentro de un tarro con cierre hermético y guárdelas para otras ocasiones.

Utilización de los Saquitos

Es muy sencillo. Llene de agua caliente la bañera limpia, introduzca el saquito en el agua de la bañera y déjelo reposar hasta que el agua haya adquirido color y olor.

Si carece de bañera, o prefiere ducharse, puede hacer un saquito con una toalla y frotarse con ella el cuerpo después de la ducha, justo antes de secarse el cuerpo.

El tercer sistema de utilización de los saquitos es algo más complicado: caliente dos tazas de agua hasta que hierva y viértala sobre dos saquitos colocados dentro de un recipiente a prueba de calor. Cubra el recipiente y deje que las hierbas se empapen durante unos diez a doce minutos. Retire los saquitos, escúrralos hasta que hayan soltado la última gota de agua perfumada y vierta la infusión en la bañera.

Algunos magos naturalistas prefieren añadir las flores, las hierbas y las cortezas directamente al agua, sin cubrirlas primero con un paño. Si así lo hace, es casi seguro que tendrá después la piel cubierta de pétalos y se le atascará la tubería a menos que pase unos diez minutos sacando hierbas del agua, después de haberse bañado.

Mientras se mete en la bañera ha de sentir como las energías de las hierbas se mezclan con las suyas propias. Visualice su objetivo mágico. No deje que las hierbas realicen todo el trabajo, haga que sus energías penetren en su interior y envíelas al universo (mediante la visualización) a fin de que pongan de manifiesto su necesidad. Báñese de este modo tantos días como sea necesario.

Algunas personas me preguntan por cuánto tiempo deben repetir estos baños mágicos. No existen reglas. Como ya dije, siga bañándose de este modo hasta que sienta que han cumplido su función.

Si así lo desea, puede quemar un incienso apropiado y encender algunas velas en el cuarto de baño mientras permanece en remojo.

Las Recetas

BAÑO ANTIMALEFICIOS
— 4 partes de Romero
— 3 partes de Enebro
— 2 partes de Laurel
— 1 parte de Artemisa

Báñese en esta mezcla por la noche con objeto de quedar purificado de todos los males.

BAÑO AFRODISIACO
— 3 partes de pétalos de Rosa
— 2 partes de Romero
— 2 partes de Tomillo
— 1 parte de Arrayán
— 1 parte de flores de Jazmín
— 1 parte de flores de Acacia

Eche tres gotas de aceite de Almizcle en la bañera. Báñese antes de reunirse con su amante, ó ¡báñese con un amigo!

BAÑO DE BELLEZA
— 3 partes de Lavanda
— 3 partes de Romero
— 3 partes de Menta Verde
— 1 parte de raíz de Conserva
— 1 parte de Tomillo

Coloque un espejo de mano junto a la bañera. Acuéstese en ella, perciba el perfume del agua y cierre los ojos. Relájese. Visualice la apariencia que le gustaría tener, luego abra los ojos. Ponga el espejo ante su cara y contemple en él su nuevo yo.

BAÑO PARA "ROMPER HABITOS"
— 2 partes de Romero
— 1 parte de Lavanda
— 1 parte de "Lemongrass"
— 1 parte de Verbena de Limón
— 1 parte de Salvia

Libérese de los hábitos negativos y nocivos, y de las causas que lo generan. Coloque un saquito en la bañera. Una vez que el agua se haya coloreado, métase en ella. Acuéstese dentro del agua y visualice cómo consigue terminar con su hábito nocivo: fumar, beber, drogas, depresiones, obsesiones etc. Visualice cómo el agua absorbe su adicción al hábito en cuestión. Vea con el ojo de su mente cómo toda la energía que ha comunicado a este estado negativo está rezumando y pasando al agua. Cuando haya visualizado todo lo posible, quite el tapón y permanezca sentado en la bañera hasta que se haya ido el agua. Rocíese el cuerpo con agua fresca para eliminar los restos de esta tintura. Realice esta operación a diario.

BAÑO MÁGICO DE LOS QUE ESTAN A DIETA
— 2 partes de Romero
— 2 partes de Hinojo
— 1 parte de Lavanda
— 1 pizca de Varec

Para mejores resultados, repita este baño mañana y noche. Mientras permanece dentro de la bañera ha de visualizarse controlando sus costumbres alimenticias. Véase comiendo buenos alimentos en cantidades razonables. Si desea establecer asociaciones simbólicas, empiece este régimen de baños dos días después de la Luna Llena y continuarlo hasta la Luna Nueva. El último día de este período de dos semanas habrá de visualizarse en perfecto estado: delgado, en forma y lleno de salud.

BAÑO DE LA ADIVINACIÓN

— 3 partes de Tomillo
— 2 partes de Milenrama
— 2 partes de Rosa
— 1 parte de Pachulí
— 1 parte de Nuez Moscada

Báñese en esta mezcla antes de practicar cualquier tipo de arte adivinatorio para relajar la mente consciente y estimular la conciencia psíquica.

BAÑO DE LA ENERGÍA

— 3 partes de Clavel
— 2 partes de Lavanda
— 2 partes de Romero
— 2 partes de Albahaca

Tome este baño cuando se sienta fatigado o deprimido. Levanta el ánimo, sobre todo si deja que el agua se enfríe ligeramente antes de bañarse. Visualice cómo resplandece el agua en su cuerpo y le proporcionan fuerza y vitalidad.

BAÑO DEL EXORCISMO

— 2 partes de Albahaca
— 2 partes de Romero
— 1 parte de Milenrama
— 1 parte de Comino
— 1 pizca de Ruda

Báñese en esta mezcla para quedar limpio de negatividad, en especial cuando siente que alguien (o algo) está haciendo todo lo posible por hacerse dueño de usted. Visualice cómo el agua cargada de energía absorbe las energías negativas que hay en su cuerpo. Rocíese el cuerpo con agua fresca tras este baño a fin de eliminar todos los restos de negatividad.

BAÑO CURATIVO

— 3 partes de Romero
— 2 partes de Lavanda
— 2 partes de Rosa
— 1 parte de Hierbabuena
— 1 parte de Canela

Al tomar este baño, también recibirá la atención médica adecuada. Este baño sirve para acelerar el proceso curativo. Si desea que le ayude a aliviar un resfriado, añada dos partes de eucaliptus a esta fórmula. (No se bañe si su médico se lo ha prohibido).

BAÑO DEL AMOR

— 3 partes de pétalos de Rosa
— 2 partes de Apio de Monte
— 1 parte de Eneldo

Báñese en esta mezcla a diario si desea traer el amor a su vida. Visualícese como alguien cariñoso en busca de alguien similar.

BAÑO DEL AMOR #2

— 3 partes de pétalos de Rosa
— 2 partes de Geranio Rosa
— 1 parte de Romero

Este baño tiene la misma función que el anterior.

BAÑO DEL AMOR #3

— 3 partes de flores de Naranjo
— 2 partes de Lavanda
— 1 parte de pétalos de Gardenia
— 1 parte de Cardamomo
— 1 parte de Jengibre
— 1 parte de Romero
— 1 parte de pétalos de Rosa

Este tercero es como los dos anteriores.

BAÑO DEL DINERO
— 3 partes de Pachulí
— 2 partes de Albahaca
— 1 parte de Canela
— 1 parte de Cedro

Báñese en esta mezcla para mejorar su situación financiera.

BAÑO DEL DINERO #2
— 3 partes de Clavo
— 2 partes de Canela
— 1 parte de "Galangal"

Es como el anterior.

BAÑO DE LA PAZ
— 2 partes de Nébeda
— 2 partes de Lúpulo
— 1 parte de Jazmín
— 1 parte de flores de Saúco

Para frenar la ira y aliviar la tensión. Visualice cómo el agua lo tranquiliza mientras usted se sienta en ella. Perciba cómo la ira sale flotando y el agua absorbe el daño, el dolor, los nervios y los malos sentimientos. Rocíese el cuerpo con agua fresca después del baño.

BAÑO DE PROTECCIÓN
— 4 partes de Romero
— 3 partes de Laurel
— 2 partes de Albahaca
— 2 partes de Hinojo
— 1 parte de Eneldo

Sirve para fortalecer su amargura psíquica. Báñese en esta mezcla a diario hasta que se sienta lleno de fuerza.

BAÑO PSÍQUICO

— 3 partes de "Lemongrass"

— 2 partes de Tomillo

— 2 partes de cáscara de Naranja

— 1 parte de Clavo

— 1parte de Canela

Tome este baño antes de trabajar con la conciencia psíquica. O bien puede tomarlo a diario para llegar a ser cada vez más consciente de los impulsos psíquicos. Visualice.

BAÑO RITUAL DE PURIFICACIÓN

— 4 parte de Lavanda

— 4 partes de Romero

— 3 partes de Tomillo

— 3 partes de Albahaca

— 2 partes de Hinojo

— 2 partes de Hisopo

— 1 parte de Verbena

— 1 pizca de raíz de Valeriana

— 1 parte de Menta

Receta adaptada de La Llave de Salomón que es estupenda para todo tipo de ritos mágicos, o cuando uno desea sentirse libre de impurezas. Si añade más de una pizca de Valeriana, se arrepentirá. El olor es muy fuerte.

BAÑO MÁGICO PURIFICADOR DE VERANO

— 3 partes de Mejorana

— 3 partes de Tomillo

Utilice esta mezcla en primavera y verano para eliminar los fríos del invierno y para hacer una "limpieza general" en su persona.

BAÑO MAGICO PURIFICADOR DE INVIERNO

— 3 partes de agujas de Pino
— 2 partes de Laurel
— 1 parte de Romero

Báñese en esta mezcla durante los meses de invierno para renovar y revitalizar sus energías mágicas.

BAÑO DE LAS BRUJAS

— 3 partes de Romero
— 3 partes de pétalos de Clavel
— 2 partes de "Galangal"
— 2 partes de Canela
— 1 parte de Jengibre

Mientras se baña en esta mezcla, visualícese a usted mismo en posesión de una mayor habilidad para despertar, dirigir y liberar el poder personal. Báñese antes de celebrar todo tipo de ritos mágicos de naturaleza positiva para adquirir una potencia adicional.

Capítulo 12

SALES DE BAÑO

L as sales de baño son una alternativa a los baños de hierbas. Su preparación es muy sencilla y son preferibles a las mezclas caústicas que hay hoy en día en el mercado. Es casi seguro que la mayoría de estas fórmulas llenas de ingredientes químicos le producirán una irritación en la piel.

Creación de las Sales de Baño

Los ingredientes básicos son: sal de mesa, bicarbonato de soda y sales de Epson (sulfato de magnesio). Algunos herboristas usan bórax. Eche las sales en un gran recipiente en la siguiente proporción:

— 3 partes de sales de Epson
— 2 partes de bicarbonato de Soda
— 1 parte de sal de mesa (o Bórax)

Mézclelo bien. Esta es la base con la cual podrá crear una gran variedad de sales de baño. Si prefiere tener dos o tres tipos, simplemente tendrá que dividir la base y apartar aquellas porciones que haya que aromatizar y colorear por separado.

Es conviene dar el poder que encierran los colores a las sales de baño. Utilice simples colorantes alimenticios para tal fin. Deje que el líquido vaya cayendo gota a gota sobre la base de las sales. Si tiene necesidad de utilizar dos o más colores para conseguir una mezcla exótica (como el morado), mézclelos primero en una cuchara y luego échelos a las sales para no crear un producto bicolor. En las recetas se indican los colores recomendados para todas las sales de baño. Cuando lea: "Color: Blanco", no utilice ningún colorante.

Para obtener sales con un colorido intenso, eche bastantes gotas. En cambio, eche pocas si las sales han de ser de color pálido. Mezcle el color con las sales hasta que quede bien repartido.

Añada los aceites esenciales, gota a gota, echando los ingredientes de uno en uno, hasta obtener el perfume adecuado. Mézclelos bien con una cuchara hasta humedecer todas las partículas de las sales. Ha de estar dispuesto a invertir cierto tiempo en esta operación, una media hora, tal vez. Mientras efectúa la mezcla visualice cómo las energías que hay en el interior de los aceites se funden entre sí y se unen a las sales. Tenga presente el objetivo mágico de las sales al tiempo que remueve la mezcla.

Cargue la mezcla de poder (ver Capítulo 3).

Aunque en cada receta se indican las proporciones (por ejemplo, dos partes de aceite de Almendras, una parte de Menta), confíe en su habilidad para determinar las cantidades exactas (por ejemplo, una cucharada o 30 gotas). Cuando más intenso sea el perfume del producto acabado, menos cantidad tendrá que utilizar al tomar un baño. Las sales del baño serán muy perfumadas.

Cuando las use, eche de dos cucharadas a media taza de sales de baño rituales en la bañera llena de agua y mézclelas con las manos mientras siente que sus energías se funden con el agua.

Mientras permanezca sentado en la bañera absorba el poder. Libérese de las energías negativas y envíelas al agua.

Después de cada baño ritual (y antes, si fuera necesario) limpie la bañera, ya sea con un limpiador comercial o con un paño humedecido con bicarbonato. Si se da un baño ritual en una bañera sucia, no tendrá el efecto deseado.

En esta sección hablo de partes, aunque las proporciones se refieren a aceites esenciales. Una parte que podría equivaler a seis gotas. En general, no debe haber más de diez gotas de aceite esencial por cada media taza de sales de baño. Experimente para determinar qué da mejor resultado y solo utilice aceites esenciales auténticos.

Las Recetas

BAÑO DEL AIRE (ELEMENTAL)

— 3 partes de Lavanda

— 2 partes de Romero

— 1 parte de Hierbabuena

— 1parte de Bouquet de Menta de Bergamota

— Color: Amarillo

Para estar a tono con los poderes del Aire, la adivinación, la teorización, para reforzar la memoria, aumentar el poder de concentración, pensar con claridad, visualizar y estudiar mejor.

BAÑO DEL CELIBATO

— 4 partes de Lavanda

— 2 partes de Alcanfor

— Color: Blanco

Echelas en la bañera llena de agua tibia. Báñese en esta mezcla cuando desee enfriarse.

BAÑO DEL CÍRCULO

— 2 partes de Romero

— 2 partes de Sándalo

— 1 parte de Olíbano

— Color: Morado

Tome este baño antes de cualquier tipo de operación mágica con el fin de fortalecerse, purificarse y prepararse para el rito.

BAÑO DE LA TIERRA (ELEMENTAL)

— 4 partes de Pachulí

— 3 partes de Ciprés

— 1 parte de Vetiver

— Color: Verde

Para estar en armonía con la Tierra o para hechizos relacionados con el dinero, la estabilidad, la creatividad, la fertilidad, la ecología, etc.

BAÑO DEL EXORCISMO

— 3 partes de Olíbano
— 3 partes de Sándalo
— 2 partes de Romero
— 1 parte de Clavo
— Color: Blanco

Para purificarse psíquicamente de un modo intenso. Rocíe su cuerpo con agua fresca después del baño. ATENCIÓN: No eche más de una gota de aceite esencial de clavo, produciría irritación en la piel.

BAÑO DEL FUEGO (ELEMENTAL)

— 3 partes de Olíbano
— 2 partes de Albahaca
— 2 partes de Enebro
— 1/2 parte de Naranja
— Color: Rojo

Para armonizar con el Fuego, o en ritos relacionados con la fuerza, el valor, la pasión, la lujuria, etc.

BAÑO FLORIDO DEL AMOR

— 3 partes de "Palmarosa"
— 2 partes de Lavanda
— 1 parte de Rosa
— Color: Rosa

Mezcla para aumentar su capacidad de dar y recibir amor. ATENCIÓN: Una gota de rosa es suficiente por su costo elevado. Pueden añadirse más gotas si se desea; es posible utilizar aceite esencial puro de Rosa en lugar de "Palmarosa", que es menos caro.

BAÑO CURATIVO

— 3 partes de Niaouli
— 2 partes de Eucaliptus
— 1 parte de Sándalo
— Color: Azul Oscuro

Para acelerar las curaciones. Libérese de su dolencia enviándola al agua. Luego, rocíe el cuerpo con agua fresca antes de secarse con la toalla. No se bañe si su estado físico no se lo permite.

BAÑO DE LA CONCIENCIA ELEVADA

— 3 partes de Cedro
— 2 partes de Sándalo
— 1 parte de Olíbano
— Color: Morado

Mezcla para dirigir su conciencia hacia cosas más elevadas, para estimular la espiritualidad y combatir obsesiones terrenas como gastar de un modo incontrolado, comer en exceso, la pereza y todo materialismo desequilibrado.

BAÑO DEL AMOR

— 3 partes de Romero
— 2 partes de Lavanda
— 1 parte de Cardamomo
— 1 parte de Milenrama
— Color: Rosa

Para estimular y atraer el amor. Tome el baño mientras visualiza y lo mismo habrá de hacer en todas estas fórmulas.

BAÑO DE LA LUJURIA

— 3 partes de Sándalo
— 2 partes de Pachulí
— 1 parte de Cardamomo
— Color: Rosa

Para estimular las apetencias lujuriosas.

BAÑO DE PROTECCIÓN

— 3 partes de Romero
— 2 partes de Olíbano
— 1 parte de Lavanda
— Color: Blanco

Inciensos, Aceites e Infusiones

Báñese a diario para fortalecer su armadura psíquica y rechazar ataques físicos, mentales, espirituales, psíquicos y emocionales.

BAÑO PSÍQUICO
— 4 partes de Milenrama
— 1 parte de Laurel
— Color: Azul Claro

Eche esta mezcla al agua de la bañera con el fin de fortalecer su conciencia psíquica.

BAÑO PURIFICADOR
— 3 partes de Geranio
— 2 partes de Romero
— 1 parte de Olíbano

Para purificar su cuerpo, su espíritu y su alma.

BAÑO DE MAR DE LAS BRUJAS
— 3 partes de Bouquet de Loto
— 2 partes de Lavanda
— 1 parte de Romero
— Color: Azul Oscuro

Eche un poco de sal marina a la base de las sales de baño. Tome el Baño de Mar de las Brujas para purificarse suavemente antes de llevar a cabo operaciones mágicas.

BAÑO ESPIRITUAL
— 4 partes de Sándalo
— 2 partes de Mirra
— 1 parte de Olíbano
— 1 gota de Canela
— Color: Morado

Utilícelo para tener más conciencia de lo divino, en especial antes de los ritos religiosos. ATENCIÓN: Eche sólo una gota de aceite esencial de Canela.

BAÑO DEL AGUA (ELEMENTAL)
— 2 partes de Camomila
— 2 partes de Milenrama
— 1 parte de Ylang-Ylang
— 1 parte de "Palmarosa"
— Color: Azul Oscuro

Tome este baño si desea sintonizar con el elemento Agua, o para el amor, la conciencia psíquica, las amistades, la curación, etc.

BAÑO DEL AGUA (ELEMENTAL) #2
(versión menos costosa)
— 2 partes de "Palmarosa"
— 1 parte de Sándalo
— 1 parte de Mirra
— 1 parte de Geranio
— Color: Azul Oscuro

Estas sales de baño son como las anteriores.

Capítulo 13

Pócimas

Es media noche. Los rayos azotan el cielo. En una colina solitaria, tres figuras de semblante muy pálido se inclinan sobre un enorme caldero. Echan unos ingredientes de olor fétido en el agua hirviendo (hierbas venenosas, reptiles dañinos, veneno de serpiente) y sueltan unas estridentes carcajadas mientras sube el vapor y ruge el viento, cual diablo torturado.

Autores como William Shakespeare han sabido captar muy bien estas poderosas, a la vez que absurdas, imágenes e implantarlas en nuestras mentes.

Las pócimas (también denominadas pociones o infusiones) pueden ser algo tan prosaico como el té de hierbas, o tan místico como la pócima del arco iris. Se derivan de los antiguos preparados mágicos, rituales o medicinales, y son tan eficaces hoy en día como lo fueron hace miles de años.

En la magia de las hierbas, lo que se hace es preparar simplemente unos tés, o pócimas de hierbas. No es preciso hacer una hoguera en un claro del bosque para prepararlas; su propia cocina o el patio de atrás servirán perfectamente para ello.

Las pócimas incluidas en este capítulo sirven para satisfacer una serie de necesidades y se emplean de diversos modos. Algunas han de beberse, otras se echan al agua de la bañera, y otras se preparan con el fin de que desprendan un vapor perfumado y llenen el área de las vibraciones de las hierbas.

El Agua

El tipo de agua utilizada en la preparación de las pócimas tiene cierta importancia. Es preferible emplear agua procedente de un manantial o agua destilada, en lugar de agua del grifo. Puede comprar agua embotellada o cogerla de una fuente, con tal que sea agua corriente no contaminada. El agua de lluvia sirve estupendamente, excepto si se recoge en zonas muy polucionadas. Como último recurso, puede usar agua del grifo, pero conviene que compre agua embotellada para futuras ocasiones.

En la última edición de este libro se mencioina que el agua destilada se emplea en los preparados medicinales, y "sirve muy bien para eso, pero no para las operaciones mágicas, porque es inerte". Y ¿Cuál es la razón de este cambio de opinión? Si usted va a beber la pócima (o incluso en caso que no lo haga), es mejor utilizar agua destilada en lugar de agua del grifo tratada con cloro, con flúor o llena de bacterias. Ahora bien, si sólo dispone de este tipo de agua, utilícela.

No se recomienda la utilización de agua salada ni de agua mineral, debido a su elevado contenido en minerales.

Preparación de las Pócimas

— Cómo Calentarlas:

Un fuego, una llama de gas o el hornillo de la cocina pueden constituir la fuerza del calor. Sería posible preparar una pócima en un horno microondas, pero no es muy buena idea. Cuando menos reduce la magia del proceso, si es que no produce algún otro efecto.

Si usted es una persona anticuada, puede hacer la pócima en una chimenea, o en un fuego al aire libre.

— Los Recipientes:

Es mejor que el agua y las hierbas no entren en contacto directo con el metal mientras se hace la pócima. Hay pocas excepciones a esta regla: una es la preparación de pócimas en un caldero, que hoy en día se practica muy poco. Para la preparación al baño María de productos elaborados a base de hierbas puede emplear también unos recipientes metálicos. Pero, en general, evite utilizar metal.

Los jarros de cristal transparente dan buen resultado en la preparación de las pócimas Solares. Eche el agua y las hierbas en el jarro y colóquelo en un lugar donde le dé directamente la luz del Sol, preferiblemente al aire libre. Déjelo ahí la mayor parte del día. Algunas de las pócimas que aquí se incluyen han de prepararse en jarros de cristal de diversos colores.

— Las Pócimas:

No todas las pócimas incluidas en esta sección se elaboran de este modo; siga las instrucciones específicas dadas en cada caso.

Para preparar una pócima básica, triture y mezcle las hierbas. Si bebe la pócima, utilice un mortero y una maja distintos (de uso culinario), no emplee los usados en trabajos con hierbas.

Cargue las hierbas de poder para su objetivo mágico.

Eche en un recipiente dos tazas de agua. Luego, caliente el agua hasta que hierva. Eche un puñado de la mezcla de hierbas, ya cargada de poder, en una tetera u otro recipiente a prueba de calor, que no sea metálico. Vierta el agua sobre las hierbas y cubra el recipiente con una tapadera que no sea metálica y resista el vapor. Deje reposar las hierbas durante unos trece minutos. Cuele la pócima con un trozo de estopilla o con un colador de bambú, y utilícelas según las instrucciones.

Las pócimas han de usarse lo más pronto posible. Si fuera preciso, pueden guardarse en la nevera durante tres o cuatro días. Después deberá devolverlas a la Tierra y preparar una nueva pócima.

Con relación a las pociones del "amor", tenga en cuenta lo siguiente: Ninguna bebida transformará a otra persona en su esclavo, a nivel emocional. No existen pócimas capaces de provocar amor. Sin embargo, algunas son famosas desde hace mucho tiempo porque disminuyen las inhibiciones y hacen madurar las emociones. Asimismo, se han utilizado para allanar las dificultades que surgen en las relaciones duraderas y en los matrimonios. Algunas han sido incluidas aquí, pero no se trata de pócimas de amor.

Las Recetas

AFRODISIA: BEBIDA PARA LA PASIÓN
— 1 pizca de Romero
— 2 pizcas de Tomillo
— 2 cucharaditas de Té Negro
— 1 pizca de Coriandro
— 3 hojas de Menta frescas (ó $\frac{1}{2}$ cucharadita de hojas secas)
— 5 pétalos frescos de Capullo de Rosa (ó 1 cucharadita de pétalos secos)
— 3 pizcas de Nuez Moscada
— 3 trozos de cáscara de Naranja

Eche todos los ingredientes dentro de una tetera. Ponga a hervir unas tres tazas de agua y eche el agua caliente en la tetera. Puede endulzarla con miel si lo desea. Sírvase caliente.

AFRODISIA #2
— 5 partes de pétalos de Rosa
— 1 parte de Clavo
— 1 parte de Nuez Moscada
— 1 parte de Lavanda
— 1 parte de Jengibre

Haga la mezcla en forma habitual, si puede en un recipiente de barro. Puede echarla en el té o servirla sola para aumentar la pasión.

CALDERO CON LA PÓCIMA DE CERRIDWEN
(¡Cuidado!)
— Bellotas[‡]
— Cebada
— Miel
— Yedra[‡]
— Eléboro[‡]
— Laurel

Hierva un caldero con agua en una hoguera. Eche todos los ingredientes dentro del caldero. Permanezca sentado delante del mismo y entre en trance mientras observa las llamas. Perciba su aroma místico y llénese de sabiduría (No lo beba, es venenoso).

CALDERO CON LA PÓCIMA DE CERRIDWEN
(no es tóxico)
— 1 parte de Laurel

— 1 parte de Tabaco

— 1 parte de Damiana

— 1 parte de Té Mormón

— 1 parte de Retama

Siga las instrucciones de la receta anterior.

PÓCIMA DE LA CLARIVIDENCIA
— 3 partes de pétalos de Rosa

— 1 parte de Canela

— 1 parte de Nuez Moscada

— 1 parte de Laurel

— 1 parte de Artemisa

Eche los ingredientes en la tetera. Llene ésta de agua hirviendo, tápela y deje reposar la pócima durante unos minutos. Quite la tapadera, aspire el vapor (sin quemarse la nariz) durante unos momentos, visualice cómo el aroma místico abre su conciencia psíquica, luego túmbese y empiece a profetizar. Si así lo desea, puede beber un poco de pócima también y dejar que el vapor ascienda al tiempo que usted expande su conciencia psíquica.

TÉ DE LOS SUEÑOS
— 2 partes de pétalos de Rosa

— 1 parte de Artemisa

— 1 parte de Hierbabuena

— 1 parte de flores de Jazmín

— $1/2$ parte de Canela

Mezcle los ingredientes. Eche una cucharadita de la mezcla en una taza. Vierta agua hirviendo sobre la mezcla y déjelo reposar unos minutos. Bébalo antes de ir a la cama para tener sueños psíquicos.

PÓCIMA DEL EXORCISMO (¡Cuidado!)
— 3 partes de Romero
— 1 parte de Laurel
— 1 pizca de Pimienta sacada del Chile[‡]

Mezcle los ingredientes. Eche una cucharadita de la mezcla en una taza. Vierta agua hirviendo sobre las hierbas y déjelo reposar durante nueve minutos tapado. Tome unas cuantas cucharaditas de infusión al día o échelas en la bañera. (La pimienta sacada de chile ha sido marcada con un asterisco que indica ¡cuidado! porque se trata de una hierba fuerte. Úsela con cuidado y respeto).

PÓCIMA CURATIVA DE ISIS
— 1 parte de Romero
— 1 parte de Salvia
— 1 parte de Tomillo
— 1 parte de Canela

Coja una botella de cristal de color azul y llénela de agua hasta la mitad. Eche dentro las hierbas previamente trituradas y cargadas de poder. Déjelo reposar al Sol durante todo el día. Si al ponerse el Sol, el agua adquiere la coloración de las hierbas, estará lista para ser utilizada. Si no métala en la nevera, donde permanecerá durante toda la noche, y déjela reposar al Sol, al día siguiente. Úntese el cuerpo con ella o póngala en el agua de la bañera mientras se visualiza a usted mismo en perfecto estado de salud.

PÓCIMA PROTECTORA DE KERNUNNOS
— 1 parte de agujas de Pino
— 1 parte de Alcaravea
— 1 parte de Laurel
— 1 parte de Albahaca
— 1 parte de Anís

Coja una botella de cristal de color rojo y llénela de agua hasta la mitad. Eche dentro las hierbas y déjelo reposar al Sol durante un día. A continuación cuele la mezcla y eche el agua de la bañera o úntese con ella el cuerpo con el fin de obtener protección personal. También puede untar los amuletos y talismanes protectores.

VINO DEL AMOR
— 3 cucharaditas de Canela
— 3 cucharaditas de Jengibre
— 1 pedacito de una pulgada de Vainilla
— 2 tazas de Vino Tinto
— 2 cucharaditas de jugo de Ruibarbo (opcional)

Haga una raya longitudinal en la Vainilla. Añada la Vainilla y las hierbas al vino tinto. Eche dos cucharaditas de jugo de Ruibarbo (si puede conseguirlo) y déjelo reposar durante tres días. Sírvalo cuando haya transcurrido este período.

PÓCIMA DEL DINERO
— 3 partes de Sasafrás
— 2 partes de Cedro
— 1 parte de Pimienta de Jamaica
— 1 parte de Clavo
— 1 parte de Eneldo
— 1 parte de Vetiver
— 1 parte de Cálamo

Coja una botella de cristal de color verde y llénela de agua hasta la mitad. Eche un puñado de la mezcla de hierbas, ya cargada de poder. Cierre la botella herméticamente y déjela todo el día a plena luz del Sol. Al anochecer, huela el agua. Si el aroma es fuerte, puede colarla y echarla a la bañera, lavarse las manos con ella, impregnar con ella los amuletos del dinero, etc. Si el olor no fuera suficientemente fuerte, habrá de enfriarla durante la noche y volverla a poner al Sol, al día siguiente.

PÓCIMA DE LA LUNA

Saque al aire libre un recipiente de plata lleno de agua en una noche de Luna Llena, justo al salir la Luna. Deje que el agua absorba los rayos Lunares durante toda la noche. Antes del alba levántese y recoja el agua. Echela en un tarro de barro y tápelo con un corcho. (Nunca lo exponga a los rayos del Sol). Vierta la infusión en el agua de la bañera para atraer el amor; unte el dinero para aumentar sus riquezas; póngase un poquito en la frente para estimular la conciencia psíquica; échela en el baño para estar en armonía con los diferentes niveles espirituales o antes de celebrar ritos Lunares.

PÓCIMA PROTECTORA (¡Cuidado!)

— 3 partes de Ruda
— 2 partes de Romero
— 1 parte de Vetiver
— 1 parte de Hisopo
— 1 parte de Muérdago[‡]

Haga la infusión siguiendo el procedimiento habitual, cuélela y unte con ella todas las ventanas y puertas de la casa. Eche el resto en el desagüe para protegerlo. ¡No beba esta infusión!.

TÉ PSÍQUICO

— 3 partes de pétalos de Rosa
— 2 partes de Milenrama
— 1 parte de Canela

Cuele y beba una taza de esta infusión antes o durante las prácticas adivinatorias o psíquicas para aumentar su conciencia psíquica.

PÓCIMA PURIFICADORA

Reúna nueve plantas sagradas: Verbena, Ruda, Romero, Roble, Pino, Acacia, Rosa, Clavel, Tomillo, Albahaca, Jazmín, etc. Echelas en un recipiente no metálico. Añada agua de lluvia (o agua fresca) y deje las hierbas en remojo durante tres días. El recipiente ha de estar tapado y lejos de la luz. Cuélela. Con esta infusión se rocía la casa propia o la de otros para purificarla. También puede rociarse uno mismo con ella para el mismo fin. (Lea la Miscelánea de las Recetas. Encontrará las instrucciones que ha de seguir para fabricar aspersorios).

PÓCIMA PURIFICADORA #2

— 1 parte de verbena de Limón
— 1 parte de cáscara de Limón seca
— 1 parte de Camomila

Haga la infusión y bébasela para purificarse antes de celebrar un rito. Si lo desea, puede añadir un chorro de jugo de limón y una cucharadita de miel o de azúcar. (Los "shamanes" peruanos utilizan azúcar en las ceremonias purificadoras).

PÓCIMA DEL ARCO IRIS

Cuando llueva, espere a que aparezca un claro entre las nubes y busque el arco iris. Si lo encuentra, coloque un platito u otro recipiente no metálico en el exterior, donde le llegue el agua de la lluvia. Si llueve mientras está el arco iris, guarde esa agua para utilizarla en los ritos. Ha recibido la bendición de la presencia del arco iris. Como todos los colores están en el arco iris, esta "pócima" sirve para todo tipo de operaciones mágicas. Ha de embotellarla y etiquetarla. Echela en el baño o úntese con ella el cuerpo y las manos, al tiempo que visualiza su objetivo mágico.

PÓCIMA DEL SUEÑO

— 1 parte de pétalos de Rosa
— 1 parte de hojas de Arrayán
— 1 parte de Verbena

Eche los pétalos de rosa en un recipiente con agua y déjelos en remojo durante tres días. Añada más pétalos cada día. Al llegar al tercer día, ha de añadir arrayán y verbena al salir el sol y dejarlos en remojo todo el día. Esa noche, justo antes de ir a la cama, échese la infusión en la frente con las manos. Repita la operación tres veces. Su sueño deberá estar libre de pesadillas. Utilice esta infusión hasta que se termine, luego puede hacer otra si es necesario.

PÓCIMA DE LA PURIFICACION SOLAR

— 2 partes de Helecho
— 2 partes de Enebro
— 2 partes de Romero
— 1 parte de Comino
— 1 parte de Milenrama
— 1 parte de Pimienta
— 1 parte de Ruda

Coja una botella de cristal de color rojo y llénela de agua hasta la mitad. Eche en ella las hierbas trituradas, mezcladas y cargadas de poder. Coloque la botella al sol, déjela reposar y cuele la infusión contenida en ella. Si desea purificar ligeramente el hogar, ha de rociar la casa con la infusión al salir el sol, tres o cuatro días al mes.

AGUA DEL SOL

Justo al amanecer, coloque un recipiente de cristal lleno de agua pura en el exterior, en un lugar donde permanezca expuesto a los rayos del sol durante todo el día. Al ponerse el Sol, eche la infusión en una botella y tápela con un corcho. Consérvela en un lugar soleado. Echela en el baño para tener más energía, rocíe la casa para alejar el mal, extiéndela sobre su cuerpo para purificarse, etc.

Capítulo 14

Jabones Rituales

Usted se encuentra en una bañera llena de agua que huele a hierbas, preparándose para realizar una actividad mágica. La estancia aparece iluminada por una vela. El humo del incienso flota en el aire mientras usted crea en su mente una imagen perfecta de su objetivo mágico. El vapor se eleva, llenando todo de la fragancia y la energía de las flores, las semillas, las raíces y las hojas.

Cuando el baño está a punto de concluir, usted alarga su mano para coger el jabón, pero éste es empalagosamente dulce, posee un aroma artificial. Entonces pierde concentración y no puede atender los procedimientos rituales.

¿Le ha sucedido esto alguna vez?. A mí, sí. Aunque no es necesario enjabonarse cuando uno se da un baño mágico, la utilización del jabón ideal para el rito puede mejorar la eficacia de cualquier sortilegio. Aunque no se bañe antes de celebrar las ceremonias, es prudente que se lave las manos. Es un rito de purificación muy simple que puede provocar el estado de conciencia apropiado para las ceremonias. Los jabones mágicos sirven estupendamente para tales fines.

¿Dónde es posible conseguirlos? No trate de encontrarlos en el supermercado. Hágalos en casa. Hoy en día son pocas las personas que conocen su sistema de fabricación. Es muy divertido.

En las fórmulas de la mayoría de los jabones comerciales entran productos químicos cáusticos. Pueden irritar la piel y suelen tener un perfume repugnante. A veces, es posible conseguir jabones rituales (de diferentes calidades) en los establecimientos donde se venden productos relacionados con el ocultismo, pero ¿por qué no prueba a fabricar sus propios jabones?.

No se preocupe, no habrá necesidad de hacer una hoguera en el campo ni de colocar un caldero sobre un fuego chispeante. Y a menos que desee molestar a los vecinos con olores desagradables y correr el peligro de quemarse las manos con lejía, es mejor empezar por utilizar jabón castilla, que pueden comprarse en la mayoría de las farmacias y supermercados. Luego se añaden al jabón aceites o pócimas de hierbas. La magia está en el perfume y en la forma de cargar el jabón con poder.

El jabón castilla puro suele fabricarse con aceite de coco. El de Kirk, un jabón castilla de coco elaborado en Filipinas, sirve estupendamente. El jabón castilla (que recibe el nombre de esta región española) también se hace con aceite de oliva, pero no he obtenido buenos resultados con eta variedad.

Cualquier tipo de jabón castilla puede secar la piel. Si tiene problemas al respecto, puede a añadir dos cucharaditas de aceite de albaricoque, de almendras o de coco al agua, antes de realizar la mezcla (lea las recetas a continuación), reduciendo la cantidad de agua proporcionalmente.

Hay dos tipos de jabones rituales: esféricos y líquidos. Aquí están las instrucciones completas para su elaboración:

Esferas de Jabón Ritual

Con un cuchillo afilado y de hoja gruesa, corte una barra de jabón castilla de cuatro onzas en trocitos muy pequeños, no han de medir más de un cuarto de pulgada cuadrada, cuanto más pequeño mejor (deben ser cubos). Colóquelos en un recipiente a prueba de calor, que no sea metálico. Agregue un tercio de taza de agua y caliéntelo lentamente, hasta que hierva. Vierta el agua caliente sobre el jabón ya cortado. Déjelo reposar hasta que el agua se haya enfriado lo bastante que pueda tocarla. Mezcle con las manos el agua y el jabón. Los trozos de jabón deben quedar humedecidos sin que floten en la superficie. Si flotan, añada más jabón. Deje reposar el jabón en el agua durante unos nueve minutos, hasta que se ablande. Si los cubos de jabón siguen duros, coloque el recipiente dentro de una cacerola con agua y recaliéntela lentamente hasta que el jabón se ablande.

Mientras de derrite el jabón, mezcle los aceites y cárguelos de poder para su necesidad mágica. Añada de veinte a cincuenta gotas de la combinación de los aceites a la mezcla de jabón y agua. El agua hirviendo evapora los aceites, así que conviene esperar hasta que se haya enfriado. Mézclelos bien. El aroma ha de ser intenso, si no lo fuera añada más aceites.

La cantidad de aceites necesarias para tapar el olor natural, bastante antiséptico, del auténtico jabón Castilla dependerá de la calidad y fuerza de los mismos. Añada aceites hasta que consiga percibir su aroma.

Divida la masa de jabón aromatizado en tres o cuatro porciones. Deles forma esférica con las manos. Coloque cada una de las esferas en un trozo de estopilla de algodón de nueve pulgadas cuadradas. Tire de los cuatro ángulos del cuadrado, rodee la esfera con ellos, únalos en la parte superior y enróllelos. Cada una de las esferas ha de quedar bien envuelta. Ate los extremos con un cordón resistente y cuelgue las esferas durante tres días en un lugar caliente, o hasta que el jabón se endurezca. Cuando la superficie de las esferas no se hunda al presionar con los dedos podrá retirar las envolturas de tela. Los jabones ya están listos para su utilización en los baños rituales. O bien, puede envolverlos con un paño de estopilla que esté limpio, ponerles una etiqueta y regalárselos a los amigos, que sabrán apreciarlo.

Jabón Líquido Ritual #1

Los jabones líquidos están de moda hoy en día, gracias a la publicidad agresiva de sus fabricantes. Estos jabones, sin embargo, son en realidad detergentes, no son una sustancia muy apropiada para echarse en las manos.

Mientras las agencias publicitarias anuncian los jabones líquidos, al son de trompetas, como si se tratara de algo nuevo, en realidad se trata de una idea tan antigua como el propio jabón. Los indios americanos agitaban en el agua la yuca y otras plantas que producen una espuma jabonosa con el fin de crear soluciones limpiadores. Los hawaianos utilizaban las flores de cierta planta de jengibre silvestre con la misma finalidad. Existen en el mundo muchas plantas productoras de jabón, que antiguamente eran con frecuencia, la única fuente de jabón que muchos disponían.

Pero, vamos a utilizar el jabón Castilla como base para los jabones líquidos de uso ritual. He aquí el método:

Raye jabón castilla y eche la ralladura en un recipiente grande. Viértalo dentro de un vaso graduado hasta tener exactamente lo que cabe en una taza. Deberá aplastar la ralladura de jabón.

Caliente tres tazas de agua hasta que el punto de ebullición esté próximo. Eche las lascas de jabón en el agua. Apague el hornillo y bátalo con un batidor de madera o (si no dispone de otra cosa) de metal hasta que el jabón se haya derretido por completo.

Déjelo reposar hasta que se enfríe, luego eche de cincuenta a sesenta gotas de la mezcla de aceite, previamente cargada de poder. También en este caso varían las cantidades. Sabrá que es hora de dejar de echar aceites cuando el jabón tenga un perfume intenso.

Utilice un embudo para echar el jabón líquido en un tarro. Tápelo y agítelo con fuerza para mezclar los aceites. Luego, ponga una etiqueta en el mismo y úselo cuando lo necesite.

Jabón Líquido Ritual #2

Puede también probar a fabricar un jabón líquido mágico utilizando para ello pócimas. Añada a las tres tazas de agua caliente cinco o seis cucharadas de hierbas disecadas, ya mezcladas trituradas y cargadas de poder, en lugar de los aceites mencionados en las siguientes recetas. Ponga a enfriar la mezcla, déjela reposar durante unos diéz ó trece minutos y cuélela. A continuación recaliente un poco el agua, añada una taza de ralladura de jabón castilla, bátalo y déjelo que se enfríe. Y el jabón líquido estará listo para usarlo.

Desgraciadamente, cuando las infusiones de hierbas se mezclan con el jabón castilla, el perfume cambia por completo. Si hace la prueba, comprenderá lo que quiero decir. Si no le gustan los resultados, puede forzar el aroma añadiendo unas gotas de la modalidad oleosa de alguna de las hierbas incluidas en la receta.

Mójese las manos y échese unas gotas de jabón liquido. En seguida hará espuma y su piel quedará limpia y perfumada.

Hay infinitas variedades de jabón por fabricar. La mayoría de las recetas de aceites que aparecen en este libro sirven para perfumar jabones. Con práctica podra fabricar variedades de jabón con el fin de tenerlas a mano por si necesita utilizarlas para algún rito.

En algunas recetas se sugiere el uso de agua de Rosas o de Azahar (en lugar de agua corriente) para fabricar la mezcla de jabón/agua. En tal caso habrá de usar solo agua perfumada con verdadero aceite esencial de flor de Azahar o de Rosas.

Guarde en el altar los jabones que no hayan sido usados, o bien puede colocarlos en el armario donde almacene las hierbas.

Recuerde que ha de emplear jabones rituales cargados de poder. Visualice su objetivo mágico mientras se lava.

Las Recetas

JABÓN DE ISIS
— 3 partes de Mirra
— 2 partes de Olíbano
— 1 parte de bouquet de Loto

Utilice este jabón antes de la celebración de ritos egipcios o ceremonias en honor a Isis. También, lávese con este jabón para desarrollar la conciencia espiritual. Si lo desea, puede utilizar agua de Rosas en lugar de agua corriente para deshacer las lascas de jabón.

JABÓN DEL AMOR
— 4 partes de Geráneo
— 3 partes de "Palmarosa"
— 2 partes de Neroli
— 1 parte de Jengibre

Use este jabón con el fin de atraer el amor, o antes de celebrar ritos de amor. También en este caso es posible utilizar la misma proporción de agua de rosas que de agua corriente al elaborar el jabón.

JABÓN DE LA SUERTE

— 2 partes de Vetiver
— 1 parte de Naranja
— 1 parte de Nuez Moscada

Úselo si desea cambiar su "suerte" o llevar a su vida energías positivas. Es posible utilizar agua de Azahar durante su elaboración.

JABÓN DEL DINERO

— 3 partes de Pachulí
— 2 partes de Hierbabuena
— 1 parte de Albahaca
— 1 parte de Pino
— 1 parte de Canela

Lávese las manos a diario con este jabón para atraer el dinero o úselo antes a la celebración de ritos para atraer dinero.

JABÓN DE LA LUNA

— 3 partes de Sándalo
— 2 partes Alcanfor
— 1 parte de Limón
— 1 parte de Eucaliptus

Úselo antes de la celebración de los ritos de Luna Llena, con el fin de armonizar con sus energías.

JABÓN PROTECTOR

— 4 partes de Romero
— 3 partes de Albahaca
— 1 parte de Olíbano
— 1 parte de Laurel
— 1 parte de Menta

Lávese a diario con este jabón cuando sienta que necesita protección o con anterioridad a tales hechizos.

JABÓN PSÍQUICO
— 3 partes de "Lemongrass"
— 2 partes de Laurel
— 1 parte de Canela

Úselo para aumentar su conciencia psíquica en especial antes de tomar parte en actividades adivinatorias o psíquicas.

JABÓN DE SABBAT
— 4 partes de Sándalo
— 3 partes de Romero
— 2 partes de Pachulí
— 1 parte de Canela
— 1 parte de Mirra
— 1 parte de Laurel
— 1 parte de Limón
— 1 parte de Jengibre

Utilícelo durante los baños rituales tomados antes del Sabbat (lea el glosario). Puede usarlo como purificador mágico en general.

JABÓN DE LA BRUJAS
— 3 partes de Romero
— 2 partes de Pino
— 1 parte de Canela
— 1 parte de Naranja

Lávese con este jabón antes de la celebración de toda clase de ritos con el fin de aumentar su poder personal.

Capítulo 15

Saquitos o Amuletos de Hierbas

Los saquitos magicos (denominados también amuletos o talismanes de hierbas) contienen una serie de hierbas y otros materiales envueltos en un trozo de paño.

Algunos saquitos sirven para mantener alejadas ciertas energías y enfermedades; otros sirven para provocar ciertas situaciones y conferir unos poderes específicos. En esta nueva edición se ha incluido recetas para la preparación de unos saquitos astrológicos para intensificar los aspectos positivos del signo solar. Puede llevarlos con usted todos los días con el fin de aumentar su poder personal o colocarlos en el altar para que le representen mágicamente.

Los saquitos se fabrican fácilmente y tienen una historia larga. No siempre se ha usado paño. En otros tiempos, las hierbas se depositaban en cuernos, conchas de mar, objetos de cuero o de piel, y relicarios. Los anillos mágicos podrían transformarse en saquitos si se colocaba la hierba precisa debajo de la piedra. De este modo, tanto las energías de la piedra preciosa, como las de la hierba se mezclaban para cumplir con el objetivo mágico. También se cocían las hierbas a la ropa con fines protectores.

Creación de los Saquitos

Un puñado de hierbas cargadas de poder es más que suficiente para fabricar la mayor parte de los saquitos. Ahora bien, ello dependerá del tamaño del saquito. Los saquitos de uso doméstico tienden a ser más grandes que los diseñados para uso personal.

Primero mezcle las hierbas. Luego cárguelas de poder para satisfacer su necesidad mágica. Debe saber que las hierbas vibran gracias a ciertas energías específicas previamente programadas que se liberan y dirigen a su objetivo.

Seleccione un paño con los colores apropiados. Elija un tejido de fibra natural con el fieltro, la lana o el algodón. Los materiales sintéticos como el poliester parecen perturbar la frecuencia de las vibraciones de las hierbas. Coja el paño y corte un cuadrado que mida de cuatro a nueve pulgadas de lado. Coloque las hierbas cargadas de poder en el centro del mismo, una las cuatro puntas y átelas bien. Las hierbas han quedado atrapadas dentro del paño. Cierre el saquito con un cordón de un material natural como la lana o el bramante.

Resulta útil tener reservas de tejidos de hilo y de algodón en una amplia gama de colores. Asimismo, el fieltro da buen resultado y puede conseguirse en muchas tonalidades.

Utilización de los Saquitos

Los amuletos de uso personal han de sujetarse con la mano, apretándolos suavemente para liberar su fragancia. Conviene llevarlos consigo en todo momento. Los saquitos para la casa o el auto se colocan en el lugar deseado.

Cada tres meses, más o menos, deshágase de los saquitos enterrándolos y sustituyéndolos por nuevos recien hechos.

Las Recetas

SAQUITO ANTIBRUJERIA
— 1 parte de semilla de Eneldo
— 1 parte de semilla de Lino
— 1 parte de raíz de Peonia

Utilice un paño de color blanco para el saquito y llévelo consigo. También puede colocarlo en las puertas y ventanas.

SAQUITO ANTIBRUJAS #2

— 1 parte de Trébol
— 1 parte de Verbena
— 1 parte de hierba de San Juan
— 1 parte de Eneldo

Utilice un paño de color blanco para el saquito y llévelo consigo. Si desea que proteja su hogar puede colgarlo en una ventana.

SAQUITO ANTIRROBO

— 2 partes de Romero
— 1 parte de Enebro
— 1 parte de semillas de Alcaravea
— 1 parte de Saúco
— 1 pizca de Ajo

Utilice un paño de color blanco para el saquito. Colóquelo en la puerta principal con el fin de proteger la casa y todo lo que en ella se guarda. Si no quiere que huela mucho a Ajo, puede utilizar una pizca de piel de Ajo desmenuzada.

SAQUITO CONTRA EL DOLOR DE MUELAS

— 1 cucharadita de Sal
— 1 miga de Pan
— 1 trocito de Carbón

Utilice un trozo de tejido de seda roja para confeccionar el saquito. Llévelo consigo cuando empiece a sentir dolor. Ahora bien, vaya al dentista para asegurarse que el saquito da buen resultado.

SAQUITO DE ACUARIO

— 3 parte de Lavanda
— 1 parte de Pachulí
— 1 parte de Benjuí
— 1 parte de Macis
— 1 parte de Menta

Inciensos, Aceites e Infusiones

Mezcle los ingredientes y utilice un paño gris o de otro color oscuro que le guste. Llévelo consigo para reforzar lo positivo de su signo zodiacal.

SAQUITO DE ARIES
— 3 partes de Clavel
— 2 partes de Enebro
— 1 parte de Olíbano
— 1 parte de Hinojo
— 1 parte de Comino

Mezcle las hierbas cargadas de poder, póngalas en un paño rojo y haga un saquito con ellas. Llévelo consigo para reforzar lo positivo de su signo zodiacal.

SAQUITOS DE CANCER (HIJOS DE LA LUNA)
— 3 partes de Sándalo
— 2 partes de Mirra
— 1 parte de Gardenia
— 1 parte de Citronela
— 1 parte de pétalos de Gardenia

Utilice un paño blanco para el saquito. Llévelo consigo para reforzar lo positivo de su signo zodiacal.

SAQUITO DE CAPRICONIO
— 3 partes de Vetiver
— 2 partes de Ciprés
— 1 parte de Verbena
— 1 parte de flores de Mimosa
— 1 parte de Conferva

Mezcle los ingredientes. Utilice un paño color añil, gris, o de otro color oscuro que usted prefiera. Llévelo consigo para reforzar lo positivo de su signo zodiacal.

SAQUITO PROTECTOR DEL AUTOMÓVIL
— 2 partes de Romero
— 2 partes de Enebro
— 1 parte de Artemisa
— 1 parte de Conferva
— 1 parte de Alcaravea
— 1 puntita de Cristal de Cuarzo

Utilice un paño rojo para el saquito. Escóndalo en el auto donde no pueda ser encontrado. Conduzca con cuidado, este saquito no protege de los errores del conductor. Al cabo de unos cuantos meses, deshaga el saquito y purifique el cristal (puede utilizar un Incienso Purificador de Cristal) y hacer con él un nuevo saquito.

SAQUITO PROTECTOR DEL AUTOMÓVIL #2
— 3 partes de Romero
— 2 partes de Enebro
— 2 partes de Albahaca
— 1 parte de Hinojo
— 1 parte de Artemisa
— 1 parte de Verbena
— 1 pizca de Sal

Este saquito es como el anterior.

SAQUITO DE LOS JUEGOS DE AZAR
— 3 partes de Pachulí
— 2 partes de Nuez Moscada
— 1 parte de Jazmín
— 1 parte de Clavo
— 1 parte de Cincoenrama
— 1 trozo pequeño de Magnetita

Utilice un paño verde para la fabricación del saquito.Llévelo consigo cuando arriesgue su dinero y para obtener buenos ingresos en el futuro: inversiones, apuestas, especulación.

SAQUITO DE GÉMINIS

— 3 partes de Lavanda
— 2 partes de Menta
— 2 partes de Almáciga
— 2 partes de Trébol
— 1 parte de semillas de Eneldo
— 1 parte de Anís

Utilice un paño amarillo para el saquito. Llévelo consigo para intensificar los aspectos positivos de su signo.

SAQUITO CURATIVO

— 2 partes de Cinamomo
— 2 partes de Sándalo
— 1 parte de pétalos de Rosa
— 1 parte de Pimienta sacada del Chile
— 1 parte de Jengibre
— 1 parte de Ruda

Mezcle los ingredientes y utilice un paño de color azul o morado para el saquito. Impregne el saquito con aceite de eucaliptus y llévelo consigo o colóquelo cerca de su cama por la noche.

SAQUITO PROTECTOR DEL HOGAR

— 3 partes de Romero
— 3 partes de Albahaca
— 2 partes de semillas de Hinojo
— 2 partes de semillas de Eneldo
— 1 parte de Laurel
— 1 parte de Helecho
— 1 pizca de Sal

Utilice un paño rojo para el saquito. Colóquelo en el lugar más elevado que pueda encontrar dentro del hogar.

SAQUITO PROTECTOR DEL HOGAR #2
— 1 parte de "Fleabane"
— 1 parte de Hierba de San Juan
— 1 parte de Alcaparras (séquelas antes de usarlas)
— Unos granos de Trigo Entero.

Es una fórmula mágica del Oriente Medio. Utilíce un paño rojo para el saquito y cuélguelo en la puerta principal.

SAQUITO DE LEO
— 2 partes de cáscara de Naranja
— 2 partes de Cinamomo
— 1 parte de Olíbano
— 1 parte de Nuez Moscada
— 1 parte de Enebro
— 1 pizca de Goma Arábiga

Haga un saquito con paño de color naranja, dorado o rojo y llévelo consigo para intensificar los aspectos positivos de su signo.

SAQUITO DE LIBRA
— 2 partes de Menta Verde
— 2 partes de Nébeda
— 2 partes de pétalos de Rosa
— 1 parte de Mejorana
— 1 parte de Tomillo
— 1 parte de Artemisa

Utilice un paño amarillo para el saquito y llévelo consigo para intensificar los aspectos positivos de su signo.

SAQUITO DEL AMOR
— 3 partes de Lavanda
— 2 partes de pétalos de Rosa
— 1 parte de raíz de Iris

Utilice un paño rosa para el saquito. Coloque el saquito entre su ropa para impregnarla del aroma o llévelo para atraer el amor.

SAQUITO DEL AMOR #2

— 3 partes de pétalos de Rosa

— 2 partes de flores de Naranja

— 1 parte de flores de Jazmín

— 1 parte de flores de Gardenia

Este saquito es como el anterior.

SAQUITO "ESPECIAL" PARA EL AMOR

— 4 partes de pétalos de Rosa

— 1 parte de cáscara de Naranja

— $\frac{1}{2}$ parte de pétalos de Clavel

— 1 pizca de "Baby`s Breath"

Utilice un paño rosa para el saquito y llévelo consigo.

SAQUITO DEL DINERO

— 3 partes de Pachulí

— 2 partes de Clavo

— 1 parte de "Oakmoss" (Musgo de Roble)

— 1 parte de Cinamomo

Utilice un paño verde para el saquito. Llévelo para atraer dinero.

REMEDIO PARA LAS PESADILLAS (¡Cuidado!)

— 1 parte de Altramuz

— 1 parte de Helenium (Heliotropo o Girasol)

— 1 parte de Malvavisco

— 1 parte de Acedera

— 1 parte de Saúco

— 1 parte de Ajenjo

— 1 parte de hojas de Fresal

— 1 parte de bayas de Tejo[‡]

Utilice un paño de color blanco o azul claro. Cuélguelo en la cabecera de la cama. Esta vieja fórmula sirve para curar "la enfermedad del elfo del agua", o el daño causado por los duendes. Ahora bien, no se puede garantizar su eficacia.

AMULETO DE PISCIS
— 3 partes de Sándalo
— 2 partes de Salvia
— 1 parte de Eucaliptus
— 1 parte de Anís
— 1 parte de Limón

Utilice un paño de color morado para el saquito y llévelo consigo con el fin de intensificar todos los aspectos positivos de su signo zodiacal.

SAQUITO PROTECTOR
— 3 partes de semilla de Eneldo
— 2 partes de semilla de Alcaravea
— 1 parte de semilla de Lino
— 1 pizca de Sal

Utilice un paño blanco o rojo. Úselo para estar protegido.

SAQUITO PROTECTOR #2
— 1 parte de raíz de Angélica
— 1 parte de semillas de Eneldo

Use un paño blanco para el saquito. Colóquelo en una ventana.

SAQUITO DEL RAMILLETE SAGRADO
— 3 partes de raíz de Liátride Punctata
— 1 Pimiento de Chile
— 1 grano de Maíz
— 1 pizca de Turquesa pulverizada

Use un paño blanco. Entierre el saquito cerca de la puerta principal (o en un tiesto) para proteger su hogar y bendecirlo con su poder.

SAQUITO DE SAGITARIO

— 3 partes de Sasafrás
— 2 partes de Cedro
— 2 partes de Clavo
— 1 parte de Anís Estrellado
— 1 parte de Sangre de Dragón
— 1 parte de Enebro

Utilice un paño blanco para el saquito. Llévelo consigo para reforzar los aspectos positivos de su signo.

SAQUITO DE ESCORPIO

— 3 partes de Pino
— 3 partes de Mirra
— 2 partes de "Galangal"
— 1 parte de Pimienta de Jamaica
— 1 parte de flores de Violeta
— 1 parte de Albahaca

Utilice un paño de color rojo brillante (o azul si lo prefiere). Llévelo con usted para reforzar los aspectos positivos de su signo.

SAQUITO DE ROSAS

— 1 parte de Rosas — para el amor
— 1 parte de Romero — para el recuerdo
— 1 parte de Hibisco — para una belleza delicada
— 1 parte de Clavo — para la dignidad
— 1 parte de Camomila — para la energía adversa

Use un paño rosa para el saquito. Déselo a la persona que ama.

SAQUITO DE TAURO

— 3 partes de Pachulí
— 2 partes de "Oakmoss" (Musgo de Roble)
— 1 parte de Cardamomo
— 1 parte de pétalos de Rosa
— 1 judía de Vainilla, aplastada

Utilice un paño amarillo o azul para el saquito. Llévelo con usted para reforzar los aspectos positivos de su signo.

SAQUITO PROTECTOR PARA LOS VIAJES
— 1 parte de semillas de Mostaza
— 1 parte de Consuelda
— 1 parte de Musgo de Irlanda
— 1 parte de Sargazo Vejigoso

Utilice un paño de color blanco o amarillo. Llévelo en los viajes. Meta un saquito dentro de todas sus maletas y bolsas de viaje.

SAQUITO DE DOCE HIERBAS PARA YULE
— 7 partes de Enebro
— 4 partes de Cinamomo
— 4 partes de Pimienta de Jamaica
— 2 partes de cáscara de Limón
— 2 partes de cáscara de Naranja
— 4 partes de Jengibre
— 4 partes de Alcaravea
— 2 partes de Nuez Moscada
— 2 pizcas de raíz de Iris
— 2 partes de Romero
— 1 parte de Clavo
— 1 parte de Laurel

Coja un paño de color rojo o verde para el saquito. Puede regalarlo en Yule o en Samhain.

SAQUITO DE VIRGO
— 3 partes de Lavanda
— 2 partes de Pachulí
— 2 partes de Ciprés
— 1 parte de Alcaravea
— 1 parte de Helecho
— 1 parte de Menta

Utilice un paño de color amarillo claro y llévelo con usted a fin de intensificar los aspectos positivos de su signo.

SAQUITO DE LA RIQUEZA
— 2 partes de Cinamomo
— 2 partes de Melisa
— 1 parte de Cincoenrama
— 1 parte de Clavo
— 1 judía de Vainilla entera
— 1 haba de Tonca entera

Aplaste la judía de Vainilla y mezcle todos los ingredientes. Luego, deberá cargarla de poder y confeccionar un saquito con un paño de color verde o morado. Llévelo para aumentar sus riquezas y generar un caudal monetario positivo.

SAQUITO PARA PROTEGER DEL TIEMPO ATMOSFÉRICO (¡Cuidado!)
— 1 parte de Muérdago[‡]
— 1 parte de Cedro
— 1 parte de Retama
— 1 parte de Brionia

Utilice un paño para el saquito. Cuélguelo cerca de la chimenea, en el ático o en algún lugar elevado de la casa para proteger el hogar y a sus ocupantes de las tragedias de la naturaleza.

TALISMÁN PARA DESCUBRIR BRUJAS
— 1 parte de Ruda
— 1 parte de Agrimonia
— 1 parte de Culantrillo
— 1 parte de Retama
— 1 parte de Hiedra Terrestre

Utilice un paño de color morado para el saquito. Llévelo consigo si desea conocer a otros brujos o si se siente solo y quiere encontrar a otros que piensan como usted.

Capítulo 16

Polvos

Desde hace mucho tiempo los polvos forman parte de la magia popular. Están compuestos de hierbas trituradas que se esparcen a fin de liberar sus poderes. Los polvos son como inciensos que nunca se queman o saquitos que nunca se llevan consigo.

Se han incluido dos recetas para la elaboración de polvos en la última edición de este libro (en el Capítulo 12: Miscelánea de Recetas), y también se ha dedicado parte del video *La Magia de las Hierbas* a este tema. Los he usado esporádicamente, pero no obstante puse en duda la necesidad de incluir esta sección en el libro.

Tras revisar esta edición ampliada, me di cuenta que los 10 tipos distintos de compuestos mágicos casi constituían un exceso. ¿Exactamente cuántas modalidades de magia con hierbas desea uno poner en práctica, o por lo menos leer?

Ahora bien, decidí que si este libro pretendía ser una introducción completa a la perfumería mágica, era preciso que hubiera una sección dedicada a los polvos. Además, los polvos tienen numerosos usos rituales únicos, por lo que opté por incluir esta sección.

Fabricación de los Polvos

Triture las hierbas al máximo para ahorrarse tiempo, puede comprar hierbas trituradas, ahora bien si lo hace dejará de entrar realmente en contacto con ellas.

Inciensos, Aceites e Infusiones

Mientras machaca las hierbas en el mortero, debe visualizar, imaginar y ver su objetivo mágico. Tal vez, no he destacado suficientemente en este libro la necesidad de cargar de poder los productos vegetales. Vuelvo a insistir en que el poder está dentro de las hierbas y dentro de nosotros mismos. Si no cargamos los polvos, el incienso o los aceites, si no los "programamos" exactamente con relación a nuestros objetivos mágicos mediante la visualización y la concentración, tales mezclas tendrán unos efectos muy leves. Si nos olvidamos de cargarlas de poder, nos olvidaremos también de la magia que encierra.

Volvamos al tema de los polvos. Una vez que las hierbas hayan quedado reducidas a polvo ha de mezclarlas. A continuación, cárguelos de poder y los polvos estarán listos para ser utilizados.

Utilización de los Polvos Mágicos

El método más sencillo consiste en esparcirlos cuando y donde necesite sus energías. Existen también otros métodos:

— Eche los polvos en círculo alrededor de usted, empezando y terminando en el Este, y siguiendo la dirección de las agujas del reloj. Siéntese dentro de dicho círculo y absorba las energías de los polvos.

— Aquellos que trabajan con cristales y con piedras pueden utilizar polvos en sus ritos. Eche los polvos apropiados alrededor del cristal (o los cristales) colocado en el altar, con el fin de aumentar su poder.

— Eche los polvos alrededor de las velas antes de encenderlas para aumentar sus energías.

— Esparza sobre el altar unos polvos rituales antes de los hechizos.

— Echelos sobre el altar dibujando determinadas figuras que servirán como foco para las visualizaciones: dibuje pentagramas con los polvos protectores, corazones con los polvos de amor y círculos con los polvos psíquicos. No importa que la figura dibujada con los polvos permanezca durante mucho tiempo. Por lo demás, haga caso a su imaginación.

Recuerde, hágalo con solo fines positivos para que afecte a sus posesiones, a usted mismo y a otras personas de las que haya obtenido permiso. La magia manipuladora es magia negativa y acaba por repercutir en su propio ser.

Una advertencia: ciertos polvos, en especial los que contienen sangre de dragón, mancha las alfombras, las sábanas, la ropa y otros materiales. Tenga ésto en cuenta a la hora de esparcirlos. ¡Que los polvos le proporcionen felicidad!.

Las Recetas

POLVOS DEL VIAJE ASTRAL

— 2 partes de Sándalo

— 1 parte de Artemisa

— 1 parte de Cinamomo

Esparza los polvos sobre las sábanas y la almohada antes de dormir para estimular los viajes astrales dirigidos conscientemente.

POLVOS DEL EXORCISMO

— 3 partes de Albahaca

— 2 partes de Olíbano

— 2 partes de Romero

— 1 parte de Milenrama

— 1 parte de Ruda

Esparza los polvos por la casa, o por cualquier lugar que precise una intensa purificación y mucha protección.

POLVOS DE LA FELICIDAD

— 2 partes de Lavanda

— 1 parte de Nébeda

— 1 parte de Mejorana

Para levantar el ánimo. Eche los polvos haciendo con ellos un círculo en el suelo y siéntese en el centro y absorba sus energías. Visualice cómo los polvos le envuelven y llenan de alegría.

POLVOS DE LA SALUD
— 2 partes de Eucaliptus
— 1 parte de Mirra
— 1 parte de Tomillo
— 1 parte de Pimienta de Jamaica

Echelos en la cama o en la habitación del enfermo para acelerar su recuperación. También espársalos sobre el altar encienda unas velas azules.

POLVOS DEL AMOR
— 3 partes de Milenrama
— 3 partes de Lavanda
— 2 partes de pétalos de Rosa
— 1 parte de Jengibre

Para atraer el amor. Echelos en las sábanas o en el dormitorio.

POLVOS DE LA SUERTE
— 2 partes de Vetiver
— 2 partes de Pimienta de Jamaica
— 1 parte de Nuez Moscada
— 1 parte de Cálamo

Utilícelos para producir cambios positivos en su vida.

POLVOS DEL DINERO
— 2 partes de Cedro
— 2 partes de Pachulí
— 1 parte de "Galangal"
— 1 parte de Jengibre

Sirven para atraer dinero. Espársalos en el local comercial y en su cartera o monedero. Extiéndalo sobre el dinero antes de gastarlo. También puede echarlos sobre el signo del dinero. Póngalo sobre el altar y encienda unas velas verdes.

POLVOS DE LA PROSPERIDAD

— 3 partes de Sasafrás

— 2 partes de Cinamomo

— 1 parte de Pino

Sirven para atraer riquezas de todo tipo.

POLVOS PROTECTORES

— 2 partes de Sangre de Dragón

— 2 partes de Sándalo

— 1 parte de Sal

Mezcle los ingredientes y espársalos por sus propiedades con el fin de disipar y alejar la negatividad.

POLVOS PROTECTORES #2

— 2 partes de Artemisa

— 2 partes de Olíbano

— 1 parte de Eneldo

— 1 parte de Enebro

— 1 parte de Comino

Espársa estos polvos donde precise protección. Para protección personal conviene echarlos formando un círculo, permaneciendo en el interior del mismo hasta que haya recibido las energías de las hierbas. Hágalo a diario para recibir energía protectora en todo momento.

POLVOS PSÍQUICOS

— 2 partes de Milenrama

— 1 parte de pétalos de Rosa

— 1 parte de "Lemongrass"

— 1 parte de "Eyebright"

Echelos antes de ejercitar la conciencia psíquica innata.

POLVOS DE LA ESPIRITUALIDAD
— 2 partes de Aloe
— 1 parte de Olíbano
— 1 parte de Mirra
— 1 parte de Sándalo

Echelos en el cuarto antes de realizar un ejercicio de meditación o de celebrar un rito religioso con el fin de dirigir su conciencia a cosas más elevadas. Asimismo, puede echar los polvos haciendo círculos alrededor de unas velas para la consecución del mismo objetivo.

POLVOS DE LOS DESEOS
— 2 partes de Salvia
— 1 parte de Sándalo
— 1 parte de Tonca

Sitúese en un lugar solitario, tome los polvos con la mano derecha (si no es zurdo). Sienta la energía contenida en los polvos y visualice su deseo con claridad. Despierte el poder que hay en su interior y diríjalo hacia los polvos. Cuando esté rebosante de energía, láncelos tan lejos como pueda. Al tocar la tierra, los polvos liberan la energía contenida en ellos y harán que sus deseos se cumplan.

Capítulo 17

Miscelánea de Recetas

Estas recetas no parecen encajar en ninguna otra sección, por lo que han sido agrupadas aquí bajo este encabezamiento.

ASPERSORIO
— Menta
— Romero
— Mejorana

Use ramas frescas y ate los extremos de los tallos con un hilo blanco. Con el aspersorio se puede rociar uno mismo, los demás o la casa. Visualice al rociar el hogar con agua salada para expulsar la negatividad. Se usan en ceremonias Wiccanas y en ritos mágicos. Haga uno nuevo cuando desee utilizarlo.

ASPERSORIO #2
— Verbena
— Vincapervinca
— Salvia
— Menta
— Freno
— Albahaca

Utilice ramas de plantas recién cortadas. Use un palo de Avellano virgen (que no haya dado fruto todavía) como mango del aspensorio y utilícelo para rociar, tal como acabamos de indicar.

FUEGO MÁGICO

— Ciprés

— Laurel

— Roble

Encienda un fuego con las maderas y ramas arriba indicadas mientras visualiza cómo las llamas purifican y dan poder a todos los que se encuentran cerca del mismo. Haga este fuego siempre que se encuentre con otras personas para la celebración de ceremonias mágicas o rituales. Tiene efectos purificadores e intensificadores de los poderes mágicos.

COLLAR PROTECTOR DE OLÍBANO

— Varias onzas de "lágrimas" de Olíbano (trocitos pequeños y redondeados)

Cargue las Lágrimas de Olíbano con energía protectora. Enhebre una aguja fina y corta con un hilo de algodón de color amarillo. Caliente la aguja con una llama de gas, agua caliente o la llama de una vela. (Si utiliza para ello la llama de una vela, remueva el negro del humo en caso que se haya formado sobre la aguja). Inserte la aguja caliente de forma que traspase el centro de la Lágrima de Olíbano y empuje ésta a lo largo del hilo. Caliente la aguja y enhébrela varias veces hasta hacer un collar de "cuentas" de Olíbano que pueda ponerse. Anude bien los extremos de la tira de cuentas y cuélguese el collar si desea estar protegido, o durante la celebración de ritos mágicos.

PREPARADO MEXICANO PARA FRIEGAS

— 1 puñado de Margaritas Amarillas

— 1 puñado de Violetas

— 1 puñado de Amapolas

— 1 puñado de Romero

Mezcle estos vegetales frescos y cárguelos de poder. Colóquelos en un recipiente grande de cerámica. Moje bien las hierbas con vodka u otro alcohol que no sea oloroso. Si no desea utilizar alcohol, puede substituirlo por vinagre de sidra de manzana. Frote el cuerpo del enfermo con las hierbas humedecidas mientras visualiza cómo absorben la enfermedad.

Cuando termine, entierre las hierbas y lávese las manos.

PENTÁCULOS DEL DINERO
— 4 cucharadas de Clavo triturado
— 4 cucharadas de Canela triturada
— 4 cucharadas de Nuez Moscada triturada
— 4 cucharadas de Jengibre triturado
— unas gotas de aceite de Cinamomo
— unas gotas de aceite de Clavo
— unas gotas de aceite de Nuez Moscada
— 2 cucharadas de Goma de Tragacanto triturada (o Goma Arábiga)
— 4 cucharadas de Agua

Combine las diferentes especies. Añada los aceites, mézclelos bien y cargue la mezcla de poder. Luego añada la Goma de Tragacanto al agua. Mezcle bien todo y déjelo reposar hasta que se haya absorbido toda el agua. Luego, añada las especias trituradas y cargadas de poder a la mezcla de goma/agua y mezcle todo bien con los dedos. Obtendrá una sustancia espesa y pastosa. En caso que la mezcla quede muy blanda, añádale más especias trituradas. Luego moldeela con las manos formando círculos de una pulgada. Con un cuchillo afilado dibuje un pentagrama (una estrella de cinco puntas) dentro de cada círculo plano. Déjelo reposar en un lugar caliente hasta que se seque. Conviene que no le de el Sol. Cuando se haya secado y tenga la consistencia de una piedra, llévelo en el bolsillo o en el monedero para que atraiga dinero. También puede colocarlo en el altar entre dos velas encendidas de color verde untadas con Pachulí o con aceite de Canela.

Si lo desea, puede hacer con las especias un pentáculo mayor o rodearlo con velas verdes con el fin de atraer el dinero. Después de cuatro semanas entierre el pentáculo, dé gracias y utilice uno nuevo.

ALMOHADA, VIAJE ASTRAL

— 3 partes de Artemisa

— 2 partes de Vetiver

— 1 parte de Sándalo

— 1 parte de pétalos de Rosa

— 1 judía de Vainilla, aplastada

— 1 pizca de raíz de Iris triturada

Haga con todo ello una almohada pequeña. Duerma sobre ella para provocar un viaje astral durante el sueño.

ALMOHADA, SUEÑO

— 2 partes de pétalos de Rosa

— 2 partes de Melisa

— 1 parte de Balsamita

— 1 parte de Menta

— 1 parte de Clavo

Haga con todo ello una almohada pequeña y duerma con ella para tener unos sueños muy vivos.

ALMOHADA, MAGIA

— Anís: interrumpe las pesadillas

— Laurel: sueños agradables

— Camomila: sueño tranquilo

— Eucaliptus: curación

— Lúpulo: sueño, curación

— Artemisa: sueños, sueños psíquicos

— Hierbabuena: cuando está fresca, hace dormir, cámbiela a diario.

— Tomillo: felicidad (alivia la depresión)

— Verbena: afrodisiaco

— Milenrama: sueños de amor

Utilice cada una de las hierbas por separado o bien mézclelas con diversos fines. Haga unas almohadillas pequeñas, de unas cinco pulgadas cuadradas. Luego colóquelas sobre la almohada corriente.

NARANJA/LIMÓN PERFUMADO, AMULETO DEL AMOR

— 1 limón o naranja grande y fresco
(lea a continuación)

— 2 cucharadas de Canela triturado

— 2 cucharadas de Coriandro triturado

— 2 cucharadas de Jengibre triturado

— 1 cucharada de Iris triturado

— Clavos enteros

Si desea atraer a un hombre, utilice una naranja. Si quiere atraer a una mujer, un limón. Escoja una pieza de fruta que no haya sido golpeada, no esté descolorida, esté dura y a punto de madurar.

Triture las hierbas, cuélelas en un recipiente pequeño, mézclelas y cárguelas de poder para satisfacer su necesidad de amor.

Con una naranja o un limón visualice su relación amorosa. Luego, ha de colocar un plato u otro recipiente vacío para recoger las gotas de zumo. Introduzca uno de los clavos en el fruto. A continuación, mientras sigue visualizando, inserte otro clavo tan cerca del primero como sea posible. Ha de colocarlo ligeramente hacia un lado. Vaya añadiendo clavos hasta formar, aproximadamente, un corazón en la superficie del limón o de la naranja. Sin dejar de visualizar, añada más clavos hasta que la fruta quede totalmente tachonada. Quizá se manchará las manos con el zumo.

Cuando la superficie de la fruta haya quedado bien cubierta de clavos que solo pueda verse una porción muy pequeña de cáscara, ponga la naranja / limón en un recipiente con las especias ya mezcladas y cargadas de poder. Haga que el fruto ruede sobre el preparado hasta quedar cubierto de la mezcla del amor. Luego déjelo en el recipiente durante una o dos semanas. Todos los días deberá hacer rodar la naranja / limón sobre la mezcla de especias.

Sáquelo del recipiente cuando hayan transcurrido unas semanas, cárguelo para su necesidad mágica y colóquelo sobre el altar. Unte seis velas de color rosa con un aceite para el amor como el de Rosa, Jazmín, "Palmarosa" o alguna de las mezclas sugeridas en este libro. A continuación, coloque las velas en círculo alrededor del fruto, enciéndalas y deje que ardan durante nueve minutos, aproximadamente, mientras visualiza su relación amorosa.

Luego, sujete el fruto perfumado con una cuerda, un cordón o un trozo de hilo de color rosa y cuélguelo donde pueda verlo y olerlo varias veces al día. Deje que las velas ardan hasta que se consuman. El fruto perfumado cumplirá su función.

— MEZCLA PURIFICADORA
— $1/2$ taza de Vinagre de Sidra de Manzana
— 1 puñado de hojas de Eucaliptus frescas
— 1 puñado de hojas de Ruda frescas
— 3 pizcas de Sal
— 1 cuarto de galón de Agua

Coloque las hierbas en el vinagre y déjelo reposar toda la noche. Cuelgue la mezcla con un paño de estopilla y añádalo al agua con sal. Utilice la mezcla para lavar objetos que necesitan ser purificados, como joyas, amuletos o instrumentos mágicos. También puede vaciar media taza de la mezcla en el agua de la bañera. En realidad, se trata de una tintura muy floja y diluida.

— CUENTAS DE ROSAS PARA EL AMOR
— 1 parte de hojas frescas de Geranio Rosa
— 2 partes de pétalos de Rosa frescos (cuanto más aromáticos mejor)
— Agua de Rosas

Quite los extremos blancos de los pétalos de rosa. Cargue las hierbas frescas con poder para satisfacer su necesidad de amor. Introduzca los pétalos y las hojas en un recipiente que no sea metálico. A continuación tape el recipiente y caliéntelo a fuego lento durante treinta minutos. Asegúrese que la mezcla no hierva. Apague el hornillo y deje el preparado en remojo hasta el día siguiente. Luego, ha de cocer de nuevo a fuego lento durante media hora. Deberá repetir este proceso durante tres días, añadiendo agua de rosas cuando sea necesario. El último día, escúrralo hasta que suelte toda el agua tras lo cual habrá quedado un revoltijo de hierbas muy aromáticas. La mezcla ha de estar suficientemente seca para conservar la forma adquirida. Moldee la mezcla con las manos formando unas cuentas pequeñas y redondas, cada una de las cuales ha de medir, aproximadamente $1/4$ de pulgada de largo. Atraviese cada una de las cuentas con una aguja larga o un alambre rígido con el fin de hacer unos agujeros para ensartarlas. Deje que se sequen durante una semana, aproximadamente. Muévalas para asegurar un secado uniforme. Ensártelas en un hilo o cinta rosas. Las cuentas son negras y bastante feas, pero cuando se lleven puestas desprenden un delicioso olor de rosas. Utilícelas para el amor o añádalas a sus saquitos, métalas en su monedero, etc.

MIEL DE AMOR DE LAS BRUJAS
— 1 taza de Miel pura y ligera
— 2 palitos rotos de Cinamomo
— 1 cucharadita de Clavos enteros
— 1 trozo de Azúcar de Jengibre (del tamaño de una moneda de 10 centavos)
— 1 trozo de cáscara de Limón seca de una pulgada de largo
— 1 trozo de judía de Vainilla de una pulgada de largo
— 1 pizca de Cardamomo triturado

Cargue todas las hierbas y la miel para satisfacer su objetivo mágico. Eche las hierbas en un tarro que pueda cerrarse herméticamente. Eche la miel y agite el tarro hasta que todas las hierbas queden impregnadas. Ciérrelo bien con la tapa y coloque el tarro en el altar de las hierbas, entre dos velas rosas. Encienda las velas y manténgalas encendidas hasta que se consuman. Deje reposar la miel en un lugar oscuro durante tres semanas. Añada cantidades pequeñas de esta miel a los alimentos y a las bebidas calientes si desea estimular el amor y los buenos sentimientos.

Parte III

REFERENCIAS Y FUENTES

◆◆◆◆◆◆◆◆◆◆

Introducción

Podría darse el caso que al preparar un incienso, descubra que le faltan uno o dos ingredientes. Podría desistir y esperar hasta tener las hierbas adecuadas. Esto sería una equivocación.

Las recetas de este libro son auténticas, ejemplo de mezclas efectivas, pero ello no quiere decir que no pueda alterarlas con el fin de utilizar sus existencias, o cambiarlas según sus deseos.

Si le faltan algunos ingredientes (hoy en día no es fácil conseguir Áloe), puede sustituirlo por una planta que tenga las mismas energías básicas.

Me sorprende la cantidad de gente que duda a la hora de hacer una sustitución. Este es un ejemplo de una conversación que suelo tener con una regularidad alarmante:

"¿Tiene goma de assagraxanathicthom?" Me pregunta el Gran Maestro de las hierbas.

"Se nos ha acabado. ¿Qué está preparando?"

"Un incienso antiguo para la manifestación del espíritu", me responde alzando las cejas.

"Hummm. ¿Por qué no lo sustituye por almáciga o por díctamo de Creta?

"¡No! Tengo que utilizar goma de assagraxanathicthom". Dice enfadado. "Esta receta de veinticinco mil años de antigüedad dice que si no uso esta goma, los espíritus del mal me llevarán a las arenas ardientes de Arabia". (Mientras dice esto último, le tiembla el labio inferior).

Inciensos, Aceites e Infusiones

"¡Oh! Así que es para conseguir protección. Entonces tiene tres opciones: sustituirlo por Asa Fétida, no hacer esa receta, o hacer las maletas para ir a un lugar caluroso".

¿Qué le parece? Una conversación un poco exagerada ¿no? Pues, no se crea. Sólo he exagerado un poco para hacer hincapié en lo siguiente: las recetas mágicas no han de seguirse al pie de la letra.

Antes que ustedes me lo encarguen diré que no existe la "goma de assagraxanathicthon". Tampoco hay por ahí recetas de veinticinco mil años de antigüedad.

Con relación a las sustituciones, no sólo se recomiendan, a menudo son una imposición. Aunque la mayoría de los ingredientes que se mencionan en este libro pueden conseguirse en algún sitio, a algún precio, ninguno de nosotros podría tener reservas de todos ellos. Por tanto, todo aquel que haga cierta cantidad de recetas, necesitará realizar sustituciones.

Muchas de las recetas incluídas en otros libros de carácter más sensacionalista (como cualquiera de los falsos "Necronomicons", actualmente en circulación) contiene listas de hierbas desconocidas, no identificadas, desaparecidas hace mucho tiempo e inexistentes, que han sido incluidas por las siguientes razones:

1. Para que el lector se sienta impresionado ante la "erudición" del autor y su posibilidad de acceder a manuales mágicos muy oscuros (muchos de los cuales son tan oscuros que han desaparecido).
2. Para comprobar si el lector conoce el tema y es capaz de pasar por alto la información falsa y utilizar en su lugar un ingrediente con las mismas propiedades.
3. Porque el autor no ha sabido hacerlo mejor.

Por tanto, resulta imposible preparar algunas de estas recetas sin llevar a cabo sustituciones.

Es cierto que he incluido unas cuantas fórmulas que contienen hierbas desconocidas: Selenetrope en el Incienso de la Luna #2.

En el primer caso he sugerido la utilización de determinados sustitutos; la segunda receta no es recomendable, por lo que no la he tocado.

No pertenezco a esa vieja escuela de la que tantos autores parecen formar parte cuyo objetivo es "Escribir para oscurecer; escribir para confundir".

Así pues, cuando se le haya acabado el Sándalo o bien descubra que el tarro de aceite de Lavanda que guardaba en el armario está vacío, consulte esta sección para decidir cuál es el mejor sustituto. Lo mismo ha de hacer si quiere alguna receta que incluya Selenotrope. Tapsus barbatus o "goma de assagraxanathicthon", así como cualquier sustancia venenosa.

¿Cómo puede hacerse? Lo mejor es conocer los poderes mágicos del ingrediente que falta. Teniendo esto presente podrá determinar por qué ha sido incluido en esa receta en concreto y utilizar una planta que tenga unas energías similares.

Incluso si usted no sabe con seguridad por qué se ha incluido aceite de limón en una mezcla para la purificación, tiene la posibilidad de consultar las listas que presento a continuación y ver si encuentra bajo el encabezamiento Purificación algún aceite que pueda utilizar en su lugar.

Estos son unos cuantos ejemplos:

Pongamos el caso que usted está preparando un aceite de Dinero Rápido, compuesto de Menta, Pachulí, Pino y canela. De repente, se acuerda que el precio del último aceite de Pachulí que vio era de $10.00 la botella y no tiene el dinero suficiente para comprarlo. Puede consultar la lista del Dinero y las Riquezas que figura en esta sección, estudiarla y optar finalmente por el aceite de Vetiver, pues tiene un perfume bastante parecido, resulta adecuado desde un punto de vista ritualista y, además, usted cuenta con una botella a mano.

Es así de fácil. Para asegurarse que el sustituto elegido constituye la mejor alternativa posible (teniendo presentes las reservas de hierbas que dispone), investigue cada una de las alternativas factibles consultando otros libros. Fíjese en los antecedentes, las energías básicas que encierra y su posible utilización mágica. Tomando como base estas cuestiones, podrá elegir la hierba que considere más apropiada.

Pueden surgir muchos problemas a la hora de tratar de seguir fórmulas pertenecientes a otras fuentes. Imaginemos que está leyendo Los Tres Libros de Filosofía Oculta de Agrippa, publicados por primera vez en inglés en 1651 (consulte la Bibliografía) y que por algún motivo ha decidido componer el incienso de Marte. Aquí tiene los ingredientes (las cantidades no vienen dadas).

— Euphorbium (euforbio)
— Bdellium
— Goma de Ammoniacum
— Raíz de los Eléboros
— Magnetita
— Un poco de Azufre
— Sesos de gato o sangre de murciélago[‡]

Todo un incienso. Por algún motivo, decide elaborarlo.

En primer lugar, decide omitir los sesos y la sangre (por razones obvias). Tales ingredientes eran utilizados en la antigüedad para unir los componentes del incienso y añadir sus supuestas energías al producto.

Si desea sustituir los sesos o la sangre por otra cosa, pruebe la clara de huevo (antiguo símbolo de la vida y buen aglutinante).

Ahora vamos a analizar el Auforbio. Se trata del jugo lechoso y venenoso de cualquiera de las 4.000 especies de la familia de las euforbiáceas, que crece en todo el mundo. Tal vez, el miembro mejor conocido de la citada familia sea la flor de Pascua (Euphorbia Pulcherrima). Antiguamente el euforbio (la secreción lechosa de cualquier especie de euforbias) era utilizado en la magia y en la medicina. Su naturaleza venenosa quizá haya contribuido a su inclusión en esta receta.

Para evitar suicidarse con un incienso, consulte la lista de Marte incluida en esta sección para buscar posibles sustitutos. ¿Qué le parece el tabaco? Aunque es venenoso, el añadir una pizca de tabaco de pipa a un incienso no va a matarle. Así pues, decídase por el tabaco.

A continuación voy a hablar de la Goma de Bdellium. Es una sustancia muy poco corriente, que se obtiene de varias especies de familia de las buseráceas, propia de la India y del Africa. Aunque se conoce desde hace por lo menos seis mil años, la Goma de Bdellium es casi imposible de conseguir hoy en día.

Por otra parte está el copal, una resina utilizada en los ritos del Nuevo Mundo desde la época de los mayas. Se extrae de un árbol perteneciente a una especie de burseráceas. Presenta una cierta relación, aunque lejana, con la goma de Bdellium. Además, se dice que ciertos tipos de Copal podrían ser descritos de este modo. El hecho que en ambos casos se trate de gomas (y que usted tenga dos onzas de esas sustancias en el armario de las hierbas) parece indicar que se trata de un estupendo sustituto. Así que, utilice Copal. No lo encontrará si lo busca bajo el encabezamiento de Marte, pero resulta aceptable.

La utilización de vegetales relacionados entre sí es un buen método para determinar las sustituciones. ¿No tiene Copal? No se preocupe. En la lista de Marte figura la Sangre de Dragón y la Resina de Pino. Una de estas sustancias podría utilizarse en sustitución de la Goma de Bdellium. Cuando sea posible, sustituya una sustancia por otra similar: un aceite por otro aceite, una goma por otra goma, una corteza por otra corteza, una hoja por otra hoja, etc.

El tercer ingrediente es la Goma de Amoníaco. Es una resina que se obtiene de un árbol iraní y de una especie de Férula. Es imposible de encontrar. Si ha decidido preparar uno de los inciensos de Marte incluidos en la obra de Agrippa, busque la Férula en *La Enciclopedia de las Hierbas Mágicas de Cunningham*. Descubrirá que la Asa Fétida común es una especie de Férula. La asa fétida también figura en el cuadro de Marte incluido en esta sección del libro. ¡Que tenga éxito! Pero ya sabe que la asa fétida tiene un olor muy fuerte. Bastará con echar una pizca.

Otro ingrediente es la raíz de los dos Eléboros. Posiblemente se refiere al Helleborus niger, al Eléboro negro y al blanco.

Se trata de un ingrediente venenoso que quizá estaba incluido en esta receta por esa razón. Hoy en día no puede conseguirse en ningún establecimiento comercial y sería insensato el mago que lo quemara en un incensario. ¿Qué otra cosa puede utilizar? Examine la lista de Marte. ¿Qué le parece la Ortiga? Puede estar seguro que no es venenosa, ahora bien todo el que la ha tocado sabe que pica. Tal simbolismo haría de ella una candidata perfecta para la preparación de un incienso dedicado al planeta Marte.

La Magnetita. Tal vez tenga en su casa uno de esos imanes naturales. La Magnetita se ha atribuido a Marte y/o Venus, por lo que su inclusión encaja a la perfección. Si carece de Magnetita, puede colocar un pequeño imán artificial en el producto acabado. Dicho imán "magnetizará" el incienso, dotándolo de los poderes de Marte.

¿Azufre? No hay ningún problema. Puede conseguirse con facilidad. Ahora bien, si no tiene, puede sustituirlo por una pizca de Licopodio (Lycopodium clavatum) o por otra licopodiácea. ¿Por qué se usa esta planta? Se llama comúnmente "azufre vegetal" por su naturaleza explosiva. Si no consigue encontrar Licopodio, opte por la asa fétida como sustituto del Azufre también.

Y la Mirra. Si tiene esta sustancia, añádala a la receta. Si no, utilice en su lugar resina de pino o sangre de dragón.

Está es la receta primitiva con las sustituciones sugeridas:

INCIENSO DE MARTE DE AGRIPPA
— Azufre
— Euphorbium
— Goma de Bdellium
— Goma de Amoníaco
— Magnetita
— Mirra
— Murciélago
— Raíz de los dos Heléboros
— Sesos de Gato
— Sangre de murciélago

NUEVO INCIENSO DE MARTE

— Asa Fétida

— Azufre

— Copal

— Imán Artificial

— Licopodio

— Mirra

— Omitirlo o Clara de Huevo

— Resina de Pino

— Sangre de Dragón

— Tabaco

¡Este es un nuevo incienso elaborado según una receta del siglo XVI!, que era una adaptación o una copia de una fórmula anterior. Se han logrado sustituir cada uno de los ingredientes requeridos, por muy raros o difíciles que fueran de conseguir.

Al elaborar este incienso, conviene utilizar varias partes de Mirra (o de resina de Pino/Sangre de Dragón) y de Copal, y una cantidad muy reducida de Tabaco, Ortiga y Azufre. Bastará con que añada un pellizquito de Asa Fétida. También puede agregar una gota de clara de huevo, ahora bien, como quizá no está preparando un incienso combustible, puede prescindir de ello.

Este es un buen ejemplo de lo que es una sustitución mágica. Es posible que no necesite trabajar muchas veces con una fórmula tan complicada, pero ya conoce el procedimiento, por si fuera necesario.

No es peligroso realizar sustituciones mágicas (¿Se acuerda de las Ardientes Arenas de Arabia?) ni es contrario a las tradiciones mágicas; la realización de sustituciones no privará a los compuestos de hierbas de su eficacia, si usted sigue estas reglas básicas.

No se oponga a las sustituciones. Trabaje y disfrute con este procedimiento que constituye un aspecto muy importante y necesario de la magia de las hierbas.

Apéndice 1

Tablas de Sustituciones Mágicas

Sustituciones Específicas

Para mayor utilidad práctica a este libro, la siguiente lista contiene una serie de sustitutos específicos de diversas hierbas (tanto de las comunes como de las más inusuales). Consúltela cuando carezca de alguno de los ingredientes. También puede consultar las listas de carácter más general que figuran a continuación:

Estas son ciertas normas adicionales:

— El Romero es un sustituto de cualquier hierba.
— La Rosa puede sustituir a cualquier flor.
— El Olíbano o el Copal pueden utilizarse en lugar de cualquier resina.
— El Tabaco puede emplearse en sustitución de cualquier hierba venenosa.

Si desea saber más sobre las sustituciones (con relación a los aceites), lea el Capítulo 4. A menos que se indique lo contrario, todos los listados se refieren a plantas, no a aceites.

ACACIA— Goma Arábiga
ACEITE DE ALCANFOR— Aceite de Eucaliptus; Aceite de Lavanda
ACEITE DE EUCALIPTUS— Aceite de Alcanfor; Aceite de Lavanda
ACEITE DE NEROLI— Aceite de Naranja

Inciensos, Aceites e Infusiones

ACONITO— Tabaco

AJENJO— Artemisa

ALMACIGA, GOMA— Goma Arábiga; Olíbano

ALOE— Sándalo rociado con Aceite de Ambar Gris

AMONIACO, GOMA— Asa Fétida

ARABIGA, GOMA— Olíbano; Goma de Almáciga; Goma de Tragacanto (para unir ingredientes húmedos, no se usa en la preparación de inciensos)

ARTEMISA— Ajenjo

ASA FETIDA— Tabaco, Valeriana

ASPERULA OLOROSA— Deerstongue; Vainilla

AZAFRAN— Cáscara de Naranja

AZUFRE— Tabaco; Lipodio; Asa fétida

"BALD OF GILEAD"— Capullos de Rosa; Goma de Almáciga

BDELLIUM, GOMA— Copal; Resina de Pino; Sangre de Dragón

BELLADONA— Tabaco

BENJUI— Goma Arábiga; Almáciga

CACHANA— Raíz de Angélica

CASCARA DE LIMÓN— "Lemongrass"

CASIA— Canela (Canela se vende en E.E.U.U. Es en realidad la Casia menos cara)

CEDRO— Sándalo

CICUTA— Tabaco

CIDRA— Cáscara de Naranja y de Limón, en partes iguales

CINCOENRAMA— Trébol

CIPRES— Enebro, Agujas de Pino

CLAVEL— Pétalos de Rosa untados con gotas de Aceite de Clavo

CLAVO— Macis; Nuez Moscada

COPAL— Olíbano; Cedro

"COWBANE"— Tabaco

"DEERSTONGUE"— Habas de Tonca (no deben ingerirse); Aspérula Olorosa; Vainilla

DICTAMO DE CRETA— Goma de Almáciga

ENEBRO— Pino

EUFORBIO— Tabaco

FLOR DE AZAHAR— Cáscara de Naranja

"GALANGAL"— Raíz de Jengibre

GERANIO ROSA— Rosa

GOMA DE AMONIACO— Asa Fétida

GOMA DE BDELLIUM— Copal; Resina de Pino; Sangre de Dragón

"GRAINS OF PARADISE"— Pimienta Negra

HABA DE RICINO— Unas Gotas de Aceite de Ricino

HACHIS— Tabaco, Ortiga

"HENBANE"— Tabaco

HIEDRA— Cincoenrama

HIERBA MORA— Tabaco

HIERBABUENA— Menta Verde

HISOPO— Lavanda

JAZMIN— Rosa

LAVANDA— Rosa

"LEMONGRASS"— Cáscara de Limón

LEPIDIO— Ruda; "Grains of Paradise"; Pimienta Negra

MACIS— Nuez Moscada

MANDRAGORA— Tabaco

MENTA (cualquier tipo)**—** Salvia

MILENRAMA— Rosa

MUERDAGO— Menta— Salvia

NARANJA— Cáscara de Mandarina

NUEZ MOSCADA— Macis; Cinamomo

OLIBANO— Copal, Resina de Pino

"OAKMOSS" (MUSGO DE ROBLE)— Pachulí

PACHULI— "Oakmoss" (Musgo de Roble)

PINO— Enebro

RESINA DE PINO— Olíbano, Copal

Inciensos, Aceites e Infusiones

ROSA— Milenrama

RUDA— Romero mezclado con una pizca de Pimienta Negra

SANDALO— Cedro

SANDALO ROJO— Sándalo mezclado con un poco de Sangre de Dragón

SANGRE DE DRAGON— Olíbano y Sándalo Rojo en partes iguales

TABACO— Laurel

TEJO— Tabaco

TOMILLO— Romero

TONCA— "Deerstongue"; Aspérula Olorosa; Vainilla

TREBOL— Cincoenrama

VAINILLA— Aspérula Olorosa; Deerstongue; Tonca

VALERIANA— Asa Fétida

VETIVER— Cálamo

VERBENA DE LIMÓN— "Lemongrass"; Cáscara de Limón

ZARZAPARRILLA— Sasafrás

Clave para la interpretación de las Tablas

H— Hierba, goma, flor, corteza, raíz, hoja, fruto, semilla

A— Aceite esencial, absoluto

B— Bouquet

S— Sintético

Objetivos Mágicos

No todos los objetivos mágicos están incluídos en esta lista. Si desea información sobre los que faltan, puede consultar la tabla planetaria y la tabla elemental, o examinar el índice. Utilice estas listas para preparar sus propias mezclas o realizar sustituciones.

PROYECCION ASTRAL
Alamo H
Benjuí H, A
Canela H, A
Díctamo de Creta H
Jazmín H, A
Sándalo H, A
Lila H

VALOR
Geranio (Geranio Rosa) H, A
Guisantes de Olor H, B
Olíbano H, A
Pimienta de Jamaica H
Pimienta Negra H, A
Sangre de Dragón H
Tonca H, B
Tomillo H

ADIVINACION
Alcanfor H, A
Anís H
Clavo H, A
Hibisco H
Iris H
Naranja H, A
Reina de los Prados H

EXORCISMO
Angélica H
Albahaca H, A
Clavo H, A
Copal H
Comino H
Sangre de Dragón

Olíbano H, A
Fumaria H
Ajo H
Heliotropo H
Marrubio H
Enebro H, A
Lila H
Malva H
Muérdago H
Mirra H, A
Pimienta, sacada del Chile H
Pino H, A
Menta Verde H, A
Romero H, A
Artemisa H
Sándalo H, A
Dragón H
Cardo H
Vetiver H, A
Milenrama H, A

FELICIDAD
Flor de Manzano H
Nébeda H
Jacinto H
Lavanda H, A
Mejorana H
Reina de los Prados H
Sésamo H
Azafrán H
Hierba de San Juan H

CURACION, SALUD
Pimienta de Jamaica H
Angélica H

Laurel H, A

Caña H

Clavel H

Cedro H, A

Canela H, A

Cidra H

Coriandro H, A

Eucaliptus H, A

Heliotropo H

Hinojo H

Gardenia H

Madreselva H

Enebro H, A

Melisa H, A

Lima H, A

Artemisa H

"Palmarosa" A

Pimienta, sacada del Chile H

Hierbabuena H, A

Pino H, A

Semilla de Amapola H

Rosa H, A

Romero H, A

Azafrán H

Sándalo H, A

Sasafrás H

Hierbabuena H, A

Nardo H

Tomillo H

Violeta H

Sauce H

"Wintergreen" H

Yerba Santa H

AMOR

Flor de Manzano H, B

Albaricoque A (sin perfume)

Albahaca H, A

Camomila H, A

Hierba Gatera H

Pamplina H

Canela H, A

Algalia S

Clavo H, A

Copal H

Coriandro, H, A

Comino H

Eneldo H

Sangre de Dragón H

Gardenia H

Geranio (Rosa) H, A

Jengibre H, A

Hibisco H

Jazmín H, A

Enebro H, A

Lavanda H, A

Limón H, A

Melisa H, A

Verbena de Limón H, A

Mejorana H

Almáciga H

Mimosa H

Arrayán H

Neroli A

Naranja H, A

Orquídea H

Iris H

Palmarosa A

Hierbabuena H, A

Plumeria H
Rosa H, A
Romero H, A
Zarzaparrilla H
Estefanotis H
Guisantes de Olor B
Tomillo H
Tonca H, B
Tuberosa H, B
Albahaca H, A
Vainilla H
Verbena H
Vetiver H, A
Violeta H
Milenrama H, A
Lima H, A
Ylang-Ylang A
Loto B

SUERTE

Pimienta de Jamaica H
Cálamo H
Helecho H
"Grains of Paradise" H
Avellana H
Brezo H
Musgo de Irlanda H
Nuez Moscada H, A
Naranja H, A
Semillas de Amapola H
Rosa H, A
Nardo H
Anís Estrellado H
Tonca H, B
Vetiver H, A
Violeta H

LUJURIA

Ambar Gris S
Alcaravea H
Canela H, A
Algalia S
Clavo H, A
"Deerstongue" H
Jengibre H, A
Ginseng H
"Grains of Paradise" H
Hibisco H
"Lemongrass" H, A
Ortiga H
Aceituna H, A
Perejil H
Pachulí H, A
Hierbabuena H, A
Romero H, A
Azafrán H
Sésamo H
Estefanotis H
Tuberosa H, B
Vainilla H
Yerba Mate H

DINERO Y RIQUEZAS

Pimienta de Jamaica H
Almendra H
Albahaca H, A
Menta de Bergamota H, B
Cálamo H
Camomila H, A
Cedro H, A
Canela H, A
Cincoenrama H
Clavo H, A

Trébol H
Eneldo H
Saúco H
"Galangal" H
Jengibre H, A
Heliotropo H
Madreselva H
Hisopo H
Jazmín H, A
Arrayán H
Nuez Moscada H, A
"Oakmoss" H, B
Naranja H, A
Pachulí H, A
Hierbabuena H, A
Pino H, A
Salvia H
Sasafrás H
Tonca H, B
Verbena H
Vetiver H, A
Áloe H, A
Asperilla H

PAZ

Comino H
Gardenia H, B
Lavanda H, A
Lila H
Magnolia B
Reina de los Prados H
Narciso H
Poleo Menta H
Tuberosa H, B
Violeta H

PODER MAGICO

Pimienta de Jamaica H
Clavel H
Sangre de Dragón H
Jengibre H, A
Almáciga H
Mandarina H, A
Vainilla H

SUEÑOS PROFÉTICOS (PSÍQUICOS)

Alcanfor H, A
Cincoenrama H
Heliotropo H
Jazmín H, A
Maravilla H
Mimosa H
Rosa H, A

PROTECCIÓN

Angélica H
Anís H, A
Goma Arábiga H
Asa Fétida H
"Balm of Gilead" H
Albahaca H, A
Laurel H, A
Menta de Bergamota H, B
Pimienta Negra H, A
Cálamo H
Alcaravea H
Clavel H
Cedro H, A
Canela H, A
Cincoenrama H

Claveo H, A
Trébol H
Copal H
Comino H
Ciprés H, A
Eneldo H
Sangre de Dragón H
Eucaliptus H, A
Hinojo H
Helecho H
Lino H
Olíbano H, A
"Galangal" H
Geranio (rosa) H, A
Brezo H
Madreselva H
Jacinto H
Hisopo H
Enebro H, A
Lavanda H, A
Lila H
Lima H, A
Loto B
Mandrágora H
Maravilla H
Mimosa H
Muérdago H
Artemisa H
Mirra H, A
Niaoulí A
Iris H
Pachulí H, A
Poleo Menta H
Peonia H
Hierbabuena H, A

Petitgrain A
Pino H, A
Rosa H, A
Geranio Rosa H, A
Ruda H
Salvia H
Sándalo H, A
Cardo H
Valeriana H
Verbena H
Vetiver H, A
Violeta H
Aloe H
Aspérula Olorosa H
Ajenjo H

CONCIENCIA PSÍQUICA
Acacia H
Anís H
Laurel H, A
Alcanfor H, A
Casia H, A
Canela H, A
Cidra H
Clavo H, A
Lino H
"Galangal" H
Gardenia H
Heliotropo H
Madreselva H
"Lemongrass" H, A
Lila H
Macis H, A
Maravilla H
Almáciga H

Artemisa H
Nuez Moscada H, A
Naranja H, A
Iris H
Hierbabuena H, A
Rosa H, A
Azafrán H
Anís Estrellado H
Tomillo H
Tuberosa H, B
Ajenjo H
Milenrama H, A

PURIFICACIÓN

Anís H
Goma Arábiga H
Laurel H, A
Benjuí H, A
Cálamo H
Camomila H, A
Alcanfor H, A
Cedro H, A
Canela H, A
Copal H
Eucaliptus H, A
Hinojo H
Olíbano H, A
Hisopo H
Lavanda H, A
Limón H, A
Verbena de Limón H, A
Lima H, A
Mimosa H
Almizcle S
Mirra H, A
Perejil H

Hierbabuena H, A
Pino H, A
Romero H, A
Sándalo H, A
Tomillo H
Tabaco H
Valeriana H
Verbena H

ESPIRITUALIDAD

Goma Arábiga H
Casia H, A
Canela H, A
Copal H
Olíbano H, A
Gardenia H
Heliotropo H
Jazmín H, A
Loto B
Mirra H, A
Pino H, A
Salvia H
Sándalo H, A
Glicina H
Aloe H

Sustituciones Planetarias

Estas listas han de ser utilizadas por usted a la hora de crear sus propias mezclas planetarias o cuando necesite realizar una substitución. Por favor, tenga presente que todas estas correspondencias son cuestionables. Es posible que las cambie de vez en cuando, conforme vaya adquiriendo nuevas ideas sobre la naturaleza de las plantas y los planetas. En términos generales ha de decir que todas son apropiadas desde un punto de vista ritual y algunas hierbas figuran en más de una sección.

SOL

Recetas para favorecer la curación, la protección, el éxito, la iluminación, los poderes mágicos, la energía física, y para poner fin a cuestiones legales:

Acacia H	Goma Arábiga H
Almáciga H	Laurel H, A
Aloe H	Mandarina H, A
Benjuí H, A	Muérdago H
Canela H, A	Naranja H, A
Cedro H, A	Olíbano H, A
Cidra H	Roble H
Clavel H	Romero H, A
Copal H	Sándalo H, A
Enebro H, A	

LUNA

Recetas para estimular el sueño, los sueños proféticos (psíquicos), la conciencia psíquica, el amor, la curación, la fertilidad, la paz, la compasión, la espiritualidad. Asimismo, se usa para la jardinería y todas las mezclas relacionadas con la familia.

Cálamo H	Gardenia H
Alcanfor H, A	Uva H
Coco H	Jazmín H, A

Limón H, A

Melisa H, A

Loto B

Mirra H, A

Semilla de Amapola H

Sándalo H, A

Sauce H

MERCURIO

Recetas para estimular la inteligencia, la elocuencia, la adivinación, el estudio, el perfeccionamiento personal, los viajes, la comunicación y la sabiduría. También para superar adicciones y hábitos negativos,

Alcaravea H

Almendra H

Eneldo H

Hierbabuena H, A

Hinojo H

Lavanda H, A

"Lemongrass" H, A

Menta de Bergamota H, B

Tomillo H

Verbena de Limón H, A

VENUS

Recetas para estimular el amor, la fidelidad, la reconciliación, los intercambios, la belleza, la juventud, la alegría, la felicidad, el placer, la suerte, la amistad, la compasión y la meditación.

Flor de Manzano H

Cardamomo H, A

Croco H

Jacinto H

Lirio H

Lila H

Regaliz H

Magnolia H, B

Arrayán H

Orchídea H

Iris H

Plumeria H

Rosa H, A

Menta Verde H, A

Margarita H

Geranio (Rosa) H, A

Brezo H

Estefanotis H

Guisantes de Olor B

Tanaceto, Atanasia H

Tomillo H

Tonca H, B

Tuberosa H

Vainilla H

Violeta H

Sauce H

Ylang-Ylang A

MARTE

Recetas para estimular la valentía y la agresividad, para ayudar a la curación después de una intervención quirúrgica, para aumentar la fortaleza física, triunfar en política, y también para la energía sexual, el exorcismo, la protección y la magia defensiva.

Milenrama H

"Galangal" H

Asa Fétida H

Jengibre H, A

Albahaca H, A

Ortiga H

Retama H

Hierbabuena H, A

Coriandro H, A

Pino H, A

Comino H

Tabaco H

"Deerstongue" H

Aspérula Olorosa H

Sangre de Dragón H

Ajenjo H

JUPITER

Recetas para estimular la espiritualidad y la meditación, atraer dinero y prosperidad, y arreglar asuntos legales.

Anís H

Salvia H

Cincoenrama H

Zarzaparrilla H

Clavo H, A

Sasafrás H

Madreselva H

Anís Estrellado H

Hisopo H

Té H

Arce H

Nuez Moscada H, A

"Oakmoss" (Musgo de Roble) H, B

Inciensos, Aceites e Infusiones

SATURNO

Recetas para estimular la protección, la purificación, la longevidad y las visiones, para los exorcismos y los desenlaces (sobre todo cuando están relacionados con el hogar).

Amaranto H	Consuelda H
Mimosa H	Pachulí H, A
Bisorta H	Ciprés H, A
Pensamiento H	Tamarisco H

Sustituciones Elementales

Vamos a hablar un poco de cada elemento antes de hacer las listas de las hierbas asociadas con los mismos.

Los cuatro elementos (Tierra, Aire, Fuego y Agua) son los componentes básicos del universo. Todo aquello que existe, o puede existir, se compone de una o varias energías.

Las manifestaciones más inmediatas de los citados elementos reconocibles para el hombre, son las naturales. Un puñado de barro es una manifestación de la Tierra, una nube que se mueve impulsada por la brisa es una manifestación del Aire, un llama lo es del Fuego y un lago del Agua. Pero los elementos son mucho más que los objetos físicos, son las energías subyacentes, tanto si éstas se manifiestan como si no.

Son muchas las plantas que se corresponden con los elementos y cada elemento, a su vez, se asocia con unos objetivos mágicos específicos, tal como se indica en las listas que figuran a continuación. Cuando quemamos un Incienso del Aire o nos untamos el cuerpo con un aceite del Fuego, recurrimos directamente a las energías del elemento para lograr nuestro objetivo.

Para que el efecto sea más intenso, conviene que usted este en armonía con el elemento antes de utilizar algunos de los productos vegetales relacionados con el mismo. Sienta el calor del Fuego cuando queme el Incienso del Fuego. Sienta las energías purificadoras y móviles del arroyo al tomar un baño en el Agua. Imagine una ráfaga de viento mientras se unta el cuerpo con el

Aceite del Aire. Huela la humedad de la Tierra mientras utiliza una de sus mezclas.

La magia elemental es uno de los campos cuyo dominio resulta más sencillo, pues todo está a nuestro alrededor.

Utilice estas listas cuando prepare las mezclas elementales así como para crear sus propias recetas y hacer sustituciones.

TIERRA

Se trata de unas recetas para fomentar la paz, contribuir a la fertilidad, atraer dinero, lograr el éxito en los negocios, conseguir estabilidad, crecimiento y desarrollo (por ejemplo, en los jardines), empleo, etc.

Bistorta H	Ruibarbo H
"Oakmoss" H, B	Marrubio H
Ciprés H, A	Verbena H
Pachulí H, A	Magnolia H, B
Helecho H	Vetiver H, A
Primavera H	Artemisa H
Madreselva H	Narciso H

AIRE

Estas recetas estimulan la comunicación, los viajes, la inteligencia, la elocuencia, la adivinación, la libertad y la sabiduría.

Acacia H	Perejil H
Verbena de Limón H, A	Menta de Bergamota H, B
Goma Arábiga H	Hierbabuena H, A
Macís H, A	Cidra H
Almendra H	Salvia H
Mejorana H	Lavanda H, A
Anís H	Anís Estrellado H
Almáciga H	"Lemongrass" H, A
Benjuí H, A	

Inciensos, Aceites e Infusiones

FUEGO

Estas recetas estimulan la comunicación y favorecen la magia defensiva. Asimismo, aumentan la fuerza física, los poderes mágicos, la valentía, la fuerza de voluntad, y contribuyen a la purificación.

Pimienta de Jamaica H	Naranja H, A
Albahaca H, A	Eneldo H
Angélica H	Hierbabuena H, A
Laurel H, A	Sangre de Dragón H
Asa Fétida	Romero H, A
Clavel H	Hinojo H
Cedro H, A	Geranio Rosa H, A
Heliotropo H	Olíbano H, A
Canela H, A	Sasafrás H
Enebro H, A	"Galangal" H, A
Clavo H, A	Mandarina H, A
Lima H, A	Ajo H
Copal H	Tabaco H
Maravilla H	"Grains of Paradise" H
Coriandro H, A	Ajenjo H
Nuez Moscada H, A	(Grano del Paraíso)
"Deerstongue" H	

AGUA

Las recetas para estimular el amor, la curación, la paz, la compasión, la reconciliación, la purificación, la amistad, la relajación, el sueño y los sueños relacionados con el psiquismo.

Flor de Manzano H	Camomila H, A
Azucena H	Orquídea H
Melisa H, A	Alcanfor H, A
Loto B	Iris H
Cálamo H	Cardamomo H, A
Mirra H, A	Pasionaria H

Hierba Gatera H

Melocotón H

Cereza H

Plumeria H

Coco H

Rosa H, A

Consuelda H

Sándalo H, A

Saúco H

Menta Verde H, A

Eucaliptus H, A

Estefanotis H

Gardenia H

Guisante de Olor B

Brezo H

Tanaceto H

Jacinto H

Tomillo H

Lirio H

Tonca H, B

Jazmín H, A

Vainilla H

Limón H, A

Violeta H

Regalíz H

Ylang-Ylang A

Lila H

Sustituciones Astrológicas

Utilice estas listas para crear sus propias mezclas o para realizar sustituciones. Si no le es posible conseguir ninguna de estas hierbas cuando necesite realizar una sustitución, busque otras sugerencias bajo el planeta que rige el signo.

ARIES (regido por Marte)

Pimienta de Jamaica H

Sangre de Dragón H

Clavel H

Hinojo H

Cedro H, A

Olíbano H, A

Canela H, A

"Galangal" H

Clavo H, A

Enebro H, A

Copal H

Almizcle S

Comino H

Hierbabuena H, A

"Deerstongue" H

Pino H, A

Inciensos, Aceites e Infusiones

TAURO (regido por Venus)

Flor de Manzano H
Pachulí H, A
Cardamomo H, A
Plumeria H
Margarita H
Rosa H, A
Madreselva H
Tomillo H

Lila H
Tonca H, B
Magnolia H, B
Vainilla H
"Oakmoss" H, B
Violeta H
Orquídea H

GEMINIS (regido por Mercurio)

Almendra H
Lavanda H, A
Anís H
"Lemongrass" H, A
Menta de Bergamota H, B
Azucena H
Cidra H

Macís H, A
Trébol H
Almáciga H
Eneldo H
Perejil H
Marrubio H
Hierbabuena H, A

CANCER (**Hijos de la Luna;** regidos por la Luna)

Ambar Gris S
Lila H
Caña H
Loto B
Eucaliptus H, A
Mirra H, A
Gardenia H, B

Rosa H, A
Jazmín H, A
Sándalo H, A
Limón H, A
Violeta H
Melisa H, A

LEO (regido por el Sol)

Acacia H
Enebro H, A
Benzoína H, A

Almizcle S
Canela H, A
Nuez Moscada H, A

—244—

Copal H	Romero H, A
Naranja H, A	Heliotropo H
Olíbano H, A	Sándalo H, A

VIRGO (regido por Mercurio)

Almendra H	Eneldo H
Lavanda H, A	Musgo H
Menta de Bergamota H, B	Hinojo H
Azucena H, A	Pachulí H, A
Ciprés H, A	Madreselva H
Macís H, A	Hierbabuena H, A

LIBRA (regido por Venus)

Flor de Manzana H	Guisantes de Olor B
Plumeria H (Plumerilla)	Mejorana H
Hierba Gatera H	Tomillo H
Rosa H, A	Artemisa H
Lila H	Vainilla H
Menta Verde H, A	Orquídea H
Magnolia H, B	Violeta H

ESCORPIO (regido por Marte y Plutón)

Pimienta de Jamaica H	Pino H, A
Gardenia H	Comino H
Ambar Gris S	Vainilla H
Jengibre H, A	"Deerstongue" H
Albahaca H, A	Violeta H
Mirra H, A	"Galangal" H
Clavo H, A	

Inciensos, Aceites e Infusiones

SAGITARIO (regido por Júpiter)

Anís H

Madreselva H

Clavel H

Enebro H, A

Cedro H, A

Nuez Moscada H, A

Clavo H, A

Naranja H, A

Copal H

Rosa H, A

"Deerstongue" H

Salvia H

Sangre de Dragón H

Sasafrás H

Olíbano H, A

Anís Estrellado H

Jengibre H, A

CAPRICORNIO (regido por Saturno)

Ciprés H, A

"Oakmoss" H, B

Madreselva H

Pachulí H, A

Magnolia H, B

Verbena H

Mimosa H

Vetiver H, A

ACUARIO (regido por Saturno y Urano)

Acacia H

Macís H, A

Almendra H

Almáciga H

Benjuí H, A

Mimosa H

Cidra H

Pachulí H, A

Ciprés H, A

Hierbabuena H, A

Lavanda H, A

Pino H, A

PISCIS (regido por Júpiter y Neptuno)

Anís H

Mimosa H

Cálamo H

Nuez Moscada H, A

Hierba Gatera G

Iris H

Clavo H, A

Salvia H

Eucaliptus H, A

Sándalo H, A

Gardenia H

Zarzaparrilla H, A

Madreselva H, A

Anís Estrellado H

Jazmín H, A

Guisante de Olor H

Limón H, A

Apéndice 2

Tabla de Colores y Energías

La lista puede usarse al escoger las velas para los sortilegios. También sirve para elegir el color de las sales de baño y para diseñar ritos con sus productos vegetales. Aunque generalmente se admiten estas asociaciones, existen diferencias en su interpretación, pues el color constituye por sí mismo un sistema mágico.

BLANCO— Protección, purificación, paz, verdad, sinceridad.

ROJO— Protección, fuerza, salud, vigor, lujuria, sexo, pasión, valor, exorcismo.

NEGRO— Destruye la negatividad, cura enfermedades graves.

AZUL CLARO— Tranquilidad, curación, paciencia, felicidad.

AZUL OSCURO— Cambios, flexibilidad, mente subconsciente, psiquismo, curación.

VERDE— Finanzas, dinero, fertilidad, prosperidad, crecimiento, suerte, empleo.

GRIS— Neutralidad.

AMARILLO— Inteligencia, atracción, estudio, persuasión, confianza, adivinación.

MARRON— Hacer magia con animales, curar animales, el hogar.

ROSA— Amor, honor, moralidad, amistades.

NARANJA— Adaptabilidad, estimulación, atracción.

MORADO— Poder, curación de enfermedades graves, espiritualidad, meditación.

Apéndice 3

Nombres Comunes y Científicos

Los nombres comunes son precisamente eso, comunes. Ahora bien, varían de un país a otro e incluso de un distrito a otro y estas variaciones crean confusión. Por ello, he incluido una lista de los nombres de plantas que aparecen en este libro junto con su denominación en latín, con el fin de facilitar su identificación.

En cuanto a plantas se refiere, su identificación exacta resulta difícil debido a una serie de factores. En tales casos, sólo aparece el género al que pertenecen.

A

Abedul: *Betula alba*
Acacia goma: *Acacia Senegal*
Acebo: *Ilex aquifolium o I. opaca*
Acedera: *Rumex spp.*
Acónito: *Aconitum napellus*
Achicoria: *Chicorium intybus*
Agallas: *(¿Agallas de roble?) Quercus Alba*
Agrimoria: *Agrimonia eupatoria*
Ajenjo: *Artemisa absinthium*
Ajo: *Allium sativum*
Alamo: *Populus tremoloides*
Albahaca: *Ocimun basilicum*
Albaricoquero: *Prunus armeniaca*
Alcaravea: *Carum carvi*
Alcanfor: *Cinnamomun camphora*
Alcaparro: *Carparis spinosa*

Inciensos, Aceites e Infusiones

Almendro: *Prunus dulcis*
Aloe, Madera: *Aquilaria agallocha*
Almáciga: *Pistachia lentiscus*
Altramuz: *Lupinus spp.*
Amapola: *Papaver spp.*
Amaranto: *Amaranthus Hypochondriacus*
"Ambrette": *Hibiscus abelmoschus (Gen. Hibisco)*
Angélica: *Angélica archagelica*
Anís: *Pimpinella anisum*
Anís Estrellado: *Illicum verum*
Apio de Monte: *Levistium officinale*
Arce: *Acer spp.*
Artemisa: *Artemisa vulgaris*
Arrayán: *Myrtus communis*
Asa Fétida: *Ferula asafoetida*
Aspérula olorosa: *Asperula odorata*
Avellano: *Corylus spp.*
Azafrán: *Crocus sativus*
Azucena: *Lilium spp.*

B

"Baby´s Breath" "Bristol Fairy": *Gypsophila paniculata*
"Balm of Gilead": *Commiphora opobalsamun*
Balsamita: *Balsamita major*
"Bayberri": *Myrica spp.*
Bdellium, Goma: *Bursera spp.*
Beleño: *Hyoscyamus niger*
Belladona: *Atropa belladonna*
Bellota (fruto de la encina y del roble): *Quercus alba*
Benjuí: *Styrax benzoin*
Betónica: *Betonica officinalis*
"Bithwort": *Aristolochia clematitis (Gen. Aristoloquia)*
Bisorta: *Polygonum bistorta*
Brezo: *Calluna spp. o Erica spp.*
Brionia: *Bryony spp.*
"Buchu": *Agathossma betulina o Baromsa betulina*

C

Calamenta: *Calamintha spp.*
Cálamo: *Acorus calamus*
Cálamo aromático: *Acorus calamus*

Camomila: *Anthemis nobilis*
Cardamomo: *Elettario cardamomum*
Cardo: *Carduus spp.*
Cardo Almizclero: *Carduus nutans*
Cariofilada: *Geum urbanum*
Casia: *Cinnamomum casia*
Cebada: *Hordeum spp.*
Cedro: *Cedrus libani o Cedrus spp.*
Centinodia: *Polygonum aviculare*
Cicuta: *Conium maculatum*
Cidra: *Citrus medica*
Canela: *Cinnamomum zeylanicum*
Cincoenrama: *Potentilla canadensis o P. reptans*
Ciprés: *Cupressus sempervirens*
Crisantemo: *Chrysanthemum spp.*
Clavel: *Dianthus carophyllus*
Clavo: *Syzygium aromaticum o Carophyllus aromaticus*
Coco: *Cocos nucifera*
Comino: *Cumimum cyminum*
Coniza: *Inula conyza*
Consuelda: *Symphytum officinale*
Copal: *Bursera spp.*
Cordiline: *Cordyline terminalis*
Coriandro: *Coriandrum sativum*
Cornejo: *Cornus florida*
Costo: *Aplotaxis lappa*
Crisantemo: *Chrysanthemum spp.*
Croco: *Crocus vernus*
"Cubeb": *Piper cubeb*
Culantrillo: *Adiantum pedatium*

D

Damiana: *Turnera diffusa o T. aphrodisiaca*
"Deerstongue": *Frasera speciosa o Liatris odoratissimus*
Díctamo de Creta: *Dictamus origanoides*

E

Eléboro Negro: *Helleborus niger*
Enebro: *Juniperus communis*
Eneldo: *Anethum graveolens*

Estefanotis: *Stephanotis florabunda*
Estoraque: *Liquidambar orientalis*
Estoraque Rojo: *Styrax spp.*
Estragón: *Artemisa dracunculus*
Eucaliptus: *Eucaliptus spp.*
Euforbio: *Euphorbia spp.*
"Eyebright": *Euphrasia officinalis*

F

Fresa: *Fragaria vesca*
Fumaria: *Fumaria officinalis*

G

"Galangal": *Alpina officinalis o A. galanga*
Gardenia: *Gardenia spp.*
Geranio (variedades aromáticas): *Pelargonium spp.*
Geranio Rosa: *Pelargonium greveolens*
Glicina: *Wisteria spp.*
Girasol: *Helianthus annuus*
Goma de Acacia: *Acacia senegal*
Goma de Almáciga: *Pistachia lentiscus*
Goma de Amoníaco: *Ferula spp.*
Goma de Bdellium: *Bursera spp.*
Goma de "scammony": *Convolvulus scammonia*
Goma de Tragacanto: *Astragalus gummifer*
Goma Arábiga: *Acacia vera*
Gordolobo: *Verbascum thapsus*
"Grains of Paradise": *Aframomum melequeta*
Granada: *Punica granatum*
Guisantes de Olor: *Lathrys odoratus*

H

Hachís: *Cannabis sativa*
Helecho: *Diversas plantas*
"Henbane": *Hyoscyamus niger*
Hibisco: *Hibiscus spp.*
Hiedra: *Hedera spp.*
Hiedra Terrestre: *Nepeta hederacea*
Hierba Luisa: *Lippia citriodora*
Hierba Mora: *Solanum*

Hierba Mora Negra: *Solanum nigrum*
Hierba de San Juan: *Hypericum perforatum*
Hierbabuena: *Mentha piperita*
Hinojo: *Foeniculum vulgare*
Hisopo: *Hyssopus officinalis*

J

Jacinto: *Hyacinthus orientalis*
Jazmín: *Jasmimun officinale o J. odoratissimum*
Jengibre: *Zingiber officinalis*

K

"Kava Kava": *Piper methysticum*

L

Laurel: *Laurus nobilis*
Lavanda: *Lavendula officinale o L. vera*
"Lemongrass": *Cymbopogon citratus*
Lepidio: *¿Lepidium latifolium o Polygonum hydropiper?*
Liátride Punctata: *Liatris punctata*
Licopodio: *Lycopodium clavatum*
Lila: *Syringa vulgaris*
Limón: *Citrus limón*
Limero: *Citrus limetta*
Lino: *Linum usitatissimum*
Lirio: *Iris spp.*
Lirio: *Iris florentina*
Loto: *Nymphaea lotus*
Lupulo: *Humulus lupulus*

M

Macis: *Myristica fragrans*
Madreselva: *Lonicera caprifolium*
Malva: *Malva spp.*
Magnolio: *Magnolia spp.*
Maíz: *Zea mays*
Mandarina: *Citrus reticulata*
Mandrágora: *Mandragora officinale*
Manzano: *Pyrus spp.*
Maravilla, Caléndula: *Calendula officinale*

Inciensos, Aceites e Infusiones

Margaritas Amarillas: Tal vez, *Chrysanthemum leucanthemum*
Marrubio: *Marrubium vulgare*
Mejorana: *Origanum mejorana* o. *O. vulgare*
Melisa, Citronela, Toronjil: *Melissa officinales*
Melocotonero: *Prunus persica*
Menta: *Menta spicata* (Menta verde); *M. piperita* (Hierbabuena)
Menta de Bergamota: *Menta citrata*
Milenrama: *Achillea millefolium*
Mimosa: *Acacia dealbata*
Mímulo: *Mimulus moschatus*
Mirra: *Comniphora myrrha*
Mostaza: *Brassica spp.*
Muérdago americano: *Phoradendron flavescens*
Mérdago europeo: *Viscum album*
Musgo de Irlanda: *Chondrus crispus*

N
Narciso: *Narcissus fazetta*
Naranjo: *Citrus sinensis*
Nardo: *Nardostachys jatamansi*
Nébeda, Hierba Gatera: *Nepeta cataria*
Neroli (aceite esencial de Naranja Amarga): *Citrus aurantium*
"Niaouli": *Melaleuca viridifora nigrum* (Mirtáceas)
Nuez Moscada: *Myristica fragrans*

O
"Oakmoss" (Musgo del Roble): *Evernia prunastri* o *E. furfunaceae*
Olíbano: *Boswllia carterii*
Olivo: *Olea europaea*
Opopánace: *Comniphora erynthraceae, var. grabrescens*
Orquídea: *Orchis spp.*
Ortiga: *Urtica dioica*
"Osha": *Lingusticum porteri*

P
Pachulí: *Pogostemon cablin* o *P. Pachulí*
"Palmarosa": *Cymbopogon martini*
Pasionaria: *Passiflora incarnata*
Pastinaca de Agua, Chirivía: *¿Sium latifolium?*
Pensamiento: *Viola tricolor*

Peonia: *Paeonia officinalis*
Pepino: *Cucumis sativus*
Perejil: *Petroselinum sativum*
Pimienta de Jamaica: *Pimienta officcinalis o P. dioica*
Pimienta Negra: *Piper nigrum*
Pimienta sacada del Chile: *Capsicum frutescens*
Pino: *Pinus spp.*
Plumeria: *Plumeria acutifolia*
Poleo: *Mentha pulegium*
Pomelo: *Citrus paradisi*
Primavera: *Primula vulgaris*

R

Ranúnculo: *Ranunculus spp.*
"Red Sandal" (Sándalo Rojo): *Sanicula marilandica*
Regaliz: *Glycyrrhiza glabra*
Retama: *Cytisus scoparius*
Ricino: *Ricinus communis*
Roble: *Quercus alba*
Romero: *Rosmarinus officinalis*
Rosa: *Rosa spp.*
Ruda: *Ruta graveolens*
Ruibardo: *Rheum spp.*

S

Sagapen: ??? (Consulte Incienso del Espíritu #2)
Salvia: *Salvia officinalis*
Sándalo: *Santalum album*
Sangre de Dragón: *Daemonorops draco o Draceaena spp.*
Sargazo vejigoso: *Fucus visiculosis*
Sasafrás: *Sassafras albidum*
Sauce Blanco: *Salix alba*
Saúco: *Sambucus canadensis*
Selenotrope: ??? (Lea Incienso de la Luna #2)
Sello de Salomón: *Polygonatum officinale o P. multiflorum*
Serbal: *Sorbus acuparia*
Sésamo: *Sesamum orientale*
Sumbul: *Ferula sumbul*
"Sweetgrass": *Hierochloe odorata*

T

Tabaco: *Nicotiana spp.*
Tamarisco: *Tamarix spp.*
Tanaceto, Atanasia: *Tanacetum vulgare*
Tapsus barbatus: Desconocida. Quizás es mala transcripción de *Taxus baccata* (Tejo). Barbatus significa "barbado o con barba", pero esto no dice mucho. Ignoro qué planta o hierba puede ser.
Té Mormón: *Ephedra spp.*
Té Negro: *Thea sinensis*
Tejo: *Taxus baccata*
Tomillo: *Thymus vulgaris*
Tonca: *Dipteryx odorata*
Tragacanto, Goma: *Astragalus gummifer*
Trébol: *Trifolium spp.*
Trigo: *Triticum spp.*
Tuberosa, Nardo: *Polianthes tuberosa*

U

Uva: *Vitis vinifera*
Uva de América: *Phytolacca americana*

V

Vainilla: *Vanilla aromatica o V. planifolia*
Valeriana: *Valeriana officinalis*
Varec (algas marinas, incluye Sargazo vejigoso): *Fucus visiculosis*
Verbena: *Verbena officinalis*
Vetiver: *Vetiveria zizanioides*
Vincapervinca: *Vinca major*
Violeta: *Viola odorata*

W Y Z

"Wintergreen": *Gaulteria procumbens*
Yerba Santa: *Erioductyon californicum*
"Ylang-Ylang": *Canaga odorata*
Zarzamora: *Rubus villosus*
Zarzaparrilla: *Smilax aspera*

Apéndice 4

LISTA DE PROVEEDORES

H a continuación se incluye los nombres de los más importantes proveedores de hierbas, aceites esenciales, plantas vivas y
otros vegetales en los Estados Unidos. Si no se indica lo contrario,
envíe un sobre estampillado con su dirección para solicitar un
catálogo informativo. Algunos proveedores los envían gratis, otros
cobran un precio nominal.

APHRODISIA
282 Bleeker St. • New York, NY 10018
Ofrece una amplia selección de hierbas secas.

AROMA VERA INC.
P.O.Box 3609 • Culver City, CA 90231
Auténticos aceites esenciales. Lista gratis de precios y un folleto.

CASWELL-MASSEY
111 Eighth Avenue • New York, NY 10011
Hierbas aromáticas de calidad, jabón castilla, botellas y embudos.

CIRCLE
Box 219 • Mt Horeb, WI 53572
A veces se ofrecen hierbas secas. Pida la publicación Circle Network News,
que contiene artículos sobre la magia de las hierbas.

COMPANION PLANTS
7247 N. Coollville Ridge Rd • Athens, OH 45701
Cientos de plantas y hierbas raras. Plantas crecidas o semillas.

Inciensos, Aceites e Infusiones

THE CRYSTAL CAVE
415 W. Foothill Blvd. • Claremont, CA 91711
Hierbas secas, bloques de carbón de leña, velas, incensarios, libros y cristales. Pregunte si es posible conseguir copal.

ENCHANTMENTES
341 E. 9th St. • New York, NY 10003
Hierbas, velas, bloques de carbón de leña.

EYE OF THE CAT
3314 E. Broadway • Long Beach, CA 90803
Grandes reservas de hierbas secas corrientes y también de las más raras, bloques de carbón de leña, velas, libros.

HERBAL ENDEAVOURS
3618 S. Emmons Ave. • Rochester Hills, ML 48063
Hierbas y aceites esenciales auténticos.

ISIS
5701 E. Colfax Ave. • Denver, CO 80220
Hierbas secas y aceites, velas, bloques de carbón de leña y libros. Recibirá un catálogo gratis, si lo solicita.

LEYDET AROMATIC OLIS
P.O. Box 2354 • Fair Oaks, CA 95628
Auténticos aceites esenciales, libros y mezclas zodiacales únicas.

KUFETREE ARINATUX
3949 Longridge Ave. • Sherman Oaks, CA 91423
Auténticos aceites esenciales procedentes de todo el mundo.

MAGICK BOOKSTORE
2306 Hihgland Avenue • National City, CA 92050
Hierbas secas, vela y libros.

MYSTIC MOON
8818 Troy Avenue Dept. S • Spring Valley, CA 92077
Incensarios, bloques de carbón de leña y velas.

ORIGINAL SWISS AROMATICS
P.P. Box 606 • San Rafael, CA 94915
Auténticos aceites esenciales.

TAYLOR`S HERB GARDENS, INC.
1535 Lone Oak Road • Vista, CA 92084
Plantas vivas y semillas enviadas por barco.

Glosario

Muchas de las definiciones que figuran a continuación pertenecen exclusivamente a los dominios de la magia, la magia con hierbas y la perfumería. Naturalmente, se trata de definiciones mías, basadas en la deducción y la experiencia personal. Buen ejemplo de ello es la definición de Buena Suerte.

Los términos en cursiva han sido definidos en el Glosario.

ADIVINACIÓN— Actividad mágica consistente en descubrir lo desconocido mediante la interpretación de símbolos o patrones aleatorios, gracias a ciertos instrumentos como las nubes, las cartas del tarot, las llamas o el humo. Mediante la adivinación se establece un contacto con la mente psíquica a base de burlar o "adormecer" la mente consciente mediante la celebración de ritos y la observación (o manipulación) de determinados instrumentos. Aquellos que son capaces de establecer fácilmente una comunicación con la mente psíquica, no precisan hacer uso de las artes adivinatorias, si bien pueden ejercitarlas.

AFRODISÍACO— Sustancia que estimula la sexualidad.

AKASHA— El quinto elemento, el poder espiritual que impregna el universo, la energía de la cual se han formado los Elementos.

AMULETO— Objeto dotado de poderes mágicos. Desvía ciertas energías específicas, que suelen ser negativas. Por lo general se trata de un elemento protector. (Compárelo con Talismán).

ANAFRODISÍACO— Una sustancia como el Alcanfor. Reduce el deseo sexual.

ARTE DE LAS HIERBAS— Actividad consistente en recoger, almacenar y utilizar plantas con fines medicinales, cosméticos, rituales y culinarios. (Consulte la Magia de las Hierbas).

ASPERSORIO— Manojo de hierbas frescas u objeto perforado que sirve para rociar con agua u otros líquidos durante los ritos o antes de la celebración de los mismos.

BELTANE— Festival Wiccano celebrado el 30 de abril o el 1 de mayo. Beltane es la conmemoración de la unión simbólica de la Diosa y el Dios (las deidades Wiccanas). Enlaza con la llegada del verano.

BOUQUET— Este término pertenece al dominio de la perfumería. Es una mezcla de aromas naturales y sintéticos que reproduce un perfume determinado.

BRUJERÍA— Magia de los brujos/as, sobre todo la magia basada en la utilización del poder personal conjuntamente con las energías que hay dentro de las piedras, las hierbas, los colores y otros objetos naturales. Algunos seguidores de Wicca se sirven de esta palabra para referirse a su religión, lo que ocasiona una gran confusión entre las personas ajenas a la misma.

BRUJO/A (WITCH)— Antiguamente se denominaban así los europeos que practicaban lo que hasta ellos había llegado de la magia popular precristiana, sobre todo de la magia de las hierbas. Se llamaban así los que practicaban la brujería. Luego, el significado de este término fue alterado deliberadamente para referirse a aquellos seres sobrenaturales, peligrosos y dementes, que realizaban una magia destructiva y constituían una amenaza para la Cristiandad. Se trataba de una medida apolítica, monetaria y sexista por parte de la religión organizada. Este último significado es el que todavía sigue vigente para muchas personas que no practican la brujería. El término With (brujo/a) es utilizado a veces por los Wiccanos para describirse a sí mismos.

BUENA SUERTE— Habilidad para tomar decisiones buenas a la vez que oportunas. La "mala suerte" proviene de la ignorancia y la desgana a la hora de aceptar lo que es responsabilidad propia.

CÍRCULO MÁGICO— Esfera generada con el poder personal en la que con frecuencia se celebran ritos Wiccanos o mágicos. El término hace referencia al círculo que señala la penetración de la esfera en el suelo, pues ésta se extiende por encima y por debajo del suelo. Se crea mediante la visualización y la magia.

CONCIENCIA RITUAL— Es un determinado estado de conciencia alternativo y necesario para alcanzar el éxito en las operaciones mágicas. El mago llega a alcanzar este estado mediante la visualización y la celebración de ritos. Denota una situación en la cual existe una sintonía entre la mente consciente y la mente psíquica, un estado en el que el mago percibe las energías, les da una finalidad y las libera y dirige hacia el objetivo mágico. Es la elevación de los sentidos y la expansión de la conciencia más allá del mundo psíquico, la unión con la naturaleza y las fuerzas que subyacen a todas las concepciones de la Divinidad.

CONSAGRACIÓN— Ceremonia para la santificación o purificación. Rito de dedicación.

DOTAR DE PODERES MÁGICOS; ACCIÓN CONSISTENTE EN— Se trata del paso de nuestras energías personales a las hierbas, las piedras u otras cosas. Los objetos, casi cargados de poderes mágicos, son utilizados en la magia. Por lo que a la magia de las hierbas se refiere, el hecho de conferir poderes mágicos a las hierbas sirve para alinear las energías contenidas en las mismas con los objetivos mágicos.

ELEMENTOS— Tierra, Aire, Fuego y Agua. Estas cuatro esencias son los bloques utilizados en la construcción del universo. Todo aquello que existe (o puede existir) contiene una, o varias, de estas energías. Los elementos están dentro de nosotros y también andan libres por el mundo. Pueden ser utilizados para provocar cambios mágicos. Los cuatro elementos se han formado a partir de la primera esencia o poder: Akasha.

"ENFLEURAGE"— Término francés utilizado en perfumería para describir el proceso de extracción de los aceites esenciales de flores, utilizando para ello grasa purificada. También se conoce con el nombre de pomada.

ESBAT— Tiempo en que se celebra el rito Wiccano de la Luna Llena. (Compárelo con el Sabbat). (Vea también Wicca).

EVOCACIÓN— Llamada a los espíritus o a otras entidades no físicas, bien sea para que aparezcan físicamente o para que asistan en forma invisible. (Compárelo con Invocación).

EXORCISMO— Tradicionalmente se ha llamado exorcismo al proceso mágico de expulsión de las entidades negativas. En la magia de las hierbas reciben este nombre las purificaciones muy intensas.

EXPULSIÓN— Operación mágica consistente en alejar el mal o la negatividad. Una purificación intensa, a veces asociada a la marcha obligada de los "espíritus".

GRIMORIO— Manual de magia que contiene información sobre los ritos, las propiedades mágicas de los objetos naturales y la preparación del material utilizado en las ceremonias. Muchos contienen "catálogos de espíritus". El más famoso de los antiguos grimorios es quizá la Clavícula de Salomón (consulte Bibliografía bajo Materias). La mayoría fueron fijados por escrito en los siglos XVI y XVII, aunque posiblemente sean mucho más antiguos.

"HANDFASTING"— Boda Wiccana, pagana o gitana. De un modo más general puede referirse a cualquier boda solemne.

HECHIZO— Rito mágico que por lo general no es religioso en cuanto a su naturaleza y, a menudo, va acompañado de una serie de palabras.

HIERBA— Vegetal utilizado en el arte de la magia. Las hierbas suelen tener un perfume muy intenso y son apreciadas por sus energías específicas. Bajo esta denominación se incluyen árboles, helechos, pastos, algas marinas, verduras, frutas y plantas con flor.

IMBOLC— Festival Wiccano celebrado el 2 de febrero. El Imbolc señala el despertar de la primavera, una estación muy propicia para hacer magia.

INCENSARIO— Recipiente a prueba de calor en el que se quema el incienso. Cualquier objeto que sirva para quemar incienso.

INCIENSO COMBUSTIBLE— Es un tipo de incienso que contiene nitrato de potasio y que precisa calor para desprender su perfume. Puede ser en forma de cono, bloque o palito.

INCUBO (INCUBUS)— Demonio o espíritu masculino. Se creía que tentaba sexualmente a las mujeres y abusaba de ellas. (Compárelo con Succubus).

INFUSIÓN— Líquido producido al sumergir hierbas en agua caliente (pero no hirviendo). También se denomina poción o pócima.

INVOCACIÓN— Petición o súplica dirigida a una determinada concepción de la divinidad. Oración. Se solicita la aparición o asistencia de una divinidad mientras se celebra la ceremonia. También se denominan así las prácticas místicas que despiertan la conciencia de la divinidad existente en nuestro interior. (Compare con Evocación).

LUGHNASADH— Festival Wiccano que se celebra el 1 de agosto. Lughnasadh señala la primera cosecha y simboliza la disminución de la energía solar.

MABÓN— Festival Wiccano celebrado el 1 de septiembre, aproximadamente, en el equinoccio de otoño. Señala el segundo período de recolección. Después del otoño viene el invierno, un tiempo para reflexionar y dar gracias.

MAGIA— Movimiento de energías naturales (como el poder personal) para producir el cambio preciso. La energía existe dentro de todas las cosas: nosotros mismos, las plantas, las piedras, los colores, los sonidos, los movimientos. Llamamos magia al hecho de "despertar" o generar esta energía, dándole primero una finalidad y luego liberándola. La magia es una actividad natural, no sobrenatural, aunque no se comprenda muy bien.

MAGIA DE LAS HIERBAS— Actividad consistente en dirigir las energías que se hallan dentro de las plantas, para originar el cambio deseado. Es una rama de la magia. Los practicantes se sirven del poder personal y de otras formas de energía, como los colores, las velas, las piedras, los sonidos, los gestos y los movimientos.

MALDICIÓN— Acción de dirigir conscientemente la energía negativa hacia una persona o cosa.

MALEFICIO— Vea Maldición.

MEDITACIÓN— Reflexión, contemplación, meterse en uno mismo o abrirse hacia el Dios o la naturaleza. Período de tranquilidad en el que el prácticamente puede tener pensamientos o símbolos concretos, o dejar que éstos se presenten espontáneamente.

MENTE CONSCIENTE— Area de la mente humana, socialmente controlada, intelectual, teorizante y materialista, que actúa en nuestra vida diaria. (Compárela con la mente psíquica).

MENTE PSÍQUICA— El subconsciente o el inconsciente. La parte de nuestra mente que percibe los impulsos psíquicos. La mente psíquica está funcionando mientras dormimos, soñamos o meditamos. La adivinación es un procedimiento ritual ideado para entrar en contacto con la mente psíquica. El término intuición se utiliza apara describir la información psíquica que inesperadamente llega a nuestra mente consciente. La palabra psiquismo describe el estado en el cual la información procedente de la mente psíquica llega a la mente consciente.

"MIDSUMMER" (SOLSTICIO DE VERANO)— Alrededor del 21 de junio se celebra uno de los festivales Wiccanos. Es una noche excelente para hacer magia. "Midsummer" señala el momento del año en que el Sol tiene el máximo poder.

MIRAR UNA BOLA DE CRISTAL, UN CHARCO DE AGUA, UNOS REFLEJOS, LA LLAMA DE LA VELA— Mira uno de estos objetos para tranquilizar la mente consciente y entrar en contacto con la mente psíquica. Ello permite al adivinador percibir acontecimientos antes que sucedan realmente, así como enterarse de sucesos pasados o presentes sin utilizar los cinco sentidos. Es un arte adivinatorio.

NOCIVO— Lo que destruye la vida. Venenoso, peligroso, destructivo. Como ejemplos pueden citarse hierbas como el Beleño, el Eléboro y el Acónito.

OSTARA— Festival Wiccano que tiene lugar durante el equinoccio de primavera (hacia el 21 de marzo). Marca el comienzo de la auténtica primavera. Se trata del festival del fuego, que celebra el resurgimiento de la fertilidad en la Tierra, una época estupenda para hacer magia.

PAGANO— Del latín paganus, que significa hombre de campo. Hoy en día se utiliza en general para los seguidores de Wicca y los que profesan otras religiones "shamanistas", politeístas y de carácter mágico.

PENTAGRAMA— Estrella fundamental de cinco puntas visualiza con una punta hacia arriba. El pentagrama representa los cinco sentidos, los Elementos (Tierra, Aire, Fuego, Agua y Akasha), la mano y el cuerpo humanos. Es un símbolo protector. Se sabe que ha sido utilizado desde la época de la antigua Babilonia. En la actualidad se asocia con Wicca. Un símbolo de poder.

PODER PERSONAL— Energía que sostiene nuestros cuerpos y puede ser utilizada en las operaciones mágicas.

PROYECCIÓN ASTRAL— Actividad que consiste en separar el consciente del cuerpo físico y desplazarlo a voluntad.

PSIQUISMO— El hecho de ser susceptible de sufrir influencias psíquicas de un modo consciente. La conciencia ritual es una forma de psiquismo.

REENCARNACIÓN— Doctrina de los sucesivos nacimientos. Proceso de las repetidas encarnaciones en formas humanas para permitir la evolución del alma, que es asexuada y no tiene edad.

RITO O RITUAL— Ceremonia. Determinados movimientos, manipulación de objetos o procesos internos ideados para producir el efecto deseado. En religión, el rito está orientado a la unión con la divinidad. En magia, produce un estado de conciencia específico que permite al mago dirigir la energía hacia los objetivos precisos. Los hechizos son unos ritos mágicos.

SABBAT— Festival Wiccano (Vea Beltane, Imbolc, Lughnasadh, Mabon, Midsummer, Ostara, Samhain y Yule).

SAMHAIN— Festival Wiccano celebrado el 31 de octubre. En Samhain se hace acopio de energía antes de los rigores del invierno. En esta noche, desde tiempos muy antiguos, se hace magia.

SAQUITO— Bolsita de tela llena de hierbas. En la magia de las hierbas se usan unos saquitos que contienen las mezclas de hierbas. Estas van liberando lentamente sus energías dirigidas a cumplir con los objetivos mágicos.

SUCCUBUS— Espíritu o demonio femenino. En otros tiempos se pensó que tentaba a los hombres y abusaba sexualmente de los mismos. Tal vez, fue la explicación dada en otros tiempos a las emisiones nocturnas de semen. (Compárelo con Incubus).

TALISMÁN— Objeto dotado de poderes mágicos que atrae una fuerza o energía determinadas hacia quien lo lleva. (Ver Amuleto).

TINTURA— Líquido perfumado producido al mojar vegetales con alcohol etílico (si la tintura es medicinal, los vegetales han de mojarse en vinagre de sidra y de manzana).

VISUALIZACIÓN— Proceso de formación de imágenes mentales. La visualización mágica consiste en la formación de las imágenes de los objetivos necesarios. Se produce mientras tiene lugar el rito. La visualización sirve también para dirigir el poder personal y las energías naturales durante las ceremonias mágicas llevadas a cabo con diversos fines, ahí se incluyen las acciones consistentes en dotar de poderes mágicos y la formación del círculo mágico. Es una función de la mente consciente.

WICCA— Religión pagana contemporánea que tiene sus raíces espirituales en las primeras expresiones de veneración hacia la naturaleza. La divinidad es considerada como una Diosa y un Dios, así pues, es una religión politeísta. También forman parte de la misma la magia y la creencia en la reencarnación. Algunos Wiccanos se identifican con la palabra Witch (Brujo/a).

WICCANO— Seguidor de Wicca. Adjetivo que expresa algún aspecto de esa religión.

WORT— Antíguo término que significa hierba.

YULE— Festival Wiccano celebrado el 21 de diciembre, aproximadamente, para señalar que el Dios Sol nace de nuevo de la Diosa. Es un tiempo de alegría y celebraciones en medio de la tristeza invernal. Yule tiene lugar en el solsticio de invierno.

BIBLIOGRAFÍA

E ste libro es el resultado de numerosos experimentos personales, gran parte de los cuales se basan en sugerencias de amigos y profesores. Ahora bien, existen otras publicaciones que pueden resultar valiosas para aquellos estudiantes que deseen seguir
investigando el tema de la perfumería mágica.

Algunos de estos trabajos contienen apenas un fragmento de
información relacionada con la magia. Otros son manuales de magia.
En las notas se establece una distinción entre estos dos extremos.

Gran parte de estos libros contiene recetas no incluidas en esta
obra. Yo, por mi parte, no comparto todas las opiniones de los
autores cuya obra cito a continuación, pero ello no quiere decir
que sus obras no hayan de ser consultadas.

La literatura relacionada con los productos mágicos elaborados
con hierbas es todavía más limitada que aquella que versa sobre la
magia de las hierbas en general: muchas de estas obras se centran
en los procedimientos de elaboración de productos mágicos, a base
de hierbas, fabricación de perfumes, jabones, inciensos, ungüentos, etc., dedicando a ello más atención que a la propia magia.

Desgraciadamente, la mayoría de los libros clásicos relacionados con este tema están agotados; pero aún es posible encontrarlos en establecimientos dedicados a la búsqueda de libros.

Utilice la información mágica contenida en ellos. Los procesos
descritos pueden transferirse a sus fines mágicos al seleccionar los
ingredientes de los preparados de tal forma que armonicen con los
objetivos y al dotar de poder a los productos ya fabricados.

Inciensos, Aceites e Infusiones

Agrippa, Henry Cornelius. *The Philosophy of Natural Magic* (La Filosofía de la Magia Natural). Antwerp, 1531. Reedición. Chicago: de Laurence, 1919. Reedición, Secaucus NJ: University Books, 1974. Esta obra contiene el primer volumen de los Tres Libros de la Filosofía Oculta de Agrippa. También se incluyen ciertas ediciones posteriores, que son bastante pintorescas. Tal como señalé en la Parte III, algunas de las traducciones son discutibles. (Lea la siguiente anotación).

Agrippa, Henry Cornelius. *Three Books of Occult Philosophy* (Tres Libros de la Filosofía Oculta). 1533. Primera traducción al inglés publicada en Londres, 1651. Reedición. Londres: Chthonios Books, 1986. Por primera vez en 300 años, aparece publicada en su totalidad la obra de Agrippa sobre magia. Estos libros recopilan gran parte del saber de la época relacionado con la magia, en especial con las plantas, los animales, las piedras, los planetas y los elementos. Son recetas interesantes sobre los "fumi" y las atribuciones planetarias de las plantas. Es un clásico.

Aima. *Ritual Book of Herbal Spells* (Libro Ritual de los Hechizos Realizados con Hierbas). Los Angeles: Foibes, 1976. Trata sobre la magia de las hierbas. Su contenido ha sido entresacado de una amplia variedad de fuentes. Contiene numerosas fórmulas para la preparación de inciensos (algunas de las cuales son de una gran complejidad en lo referente a los ingredientes). Un libro que vale la pena tener.

Arctander, Steffen. *Perfume and Flavor Materials of Natural Origin.* (Perfumes y Saborizantes de Origen Natural) Elizabeth, NJ: Publicado por el autor, 1960. Obra de erudición que versa sobre los aceites esenciales: su manufactura, propiedades y el material utilizado. No contiene información de carácter mágico.

Bailes, Edith G. *An Album of Fragrance.* Richmond, Maine; Cardamon Press, 1983. Contiene recetas a base de hierbas y técnicas para la elaboración de inciensos, aceites y saquitos. El autor da unas instrucciones detalladas para el "enfleurage" con grasa purificada, sin embargo no contiene información relacionada con los ritos.

Barret, Francis. *The Magus: A Complete System of Occult Philosophy.* (El Mago: Sistema Completo de la Filosofía de lo Oculto). Secaucus, NJ: University Books, 1967. (Publicado en español por Editorial Ibis. Barcelona, 1991). Contiene fórmulas corrientes para la elaboración de los inciensos utilizados en las ceremonias mágicas en los siglos pasados. Barret, influenciado por Agrippa, las recopiló a fines del S. XVIII. The Magus (El Mago) es una edición en rústica, de tamaño considerable.

Conway, David. *Magic: An Occult Primer* (Magia: Libro Elemental de lo Oculto). New York: Bantam, 1972. Conway incluye numerosas fórmulas interesantes para la elaboración de ungüentos para volar y otras sustancias similares peligrosas, sin advertir al lector de los peligros que entraña su utilización. Son interesantes, pero no recomiendo probarlas.

Conway, David. *The Magic of Herbs* (La Magia de las Hierbas). New York: Dutton, 1973. Contiene viejas fórmulas y una sección sobre narcóticos fabricados con hierbas. Trata sobre las hierbas y la astrología.

Devine, M. V. *Brujería: A Study in Mexican-American Folk-magic.* (Brujería: Estudio sobre la Magia Popular Mejicana-Americana). St. Paul: Llewellyn Publications, 1982. Devine incluye en este libro varias recetas de inciensos y aceites, algunas de las cuales he reproducido en mi libro con su autorización. Es un trabajo maravilloso e ingenioso.

Duff, Gail. *A Book of Potpurri: New and Old Ideas for Fragrant Flowers and Herbs.* (El Libro de los Pebetes: Nuevas y Viejas Ideas sobre Flores y Hierbas Aromáticas). New York: Beaufort Books, 1985. Este libro maravillosamente ilustrado contiene un sinnúmero de ideas y fórmulas sobre inciensos, tintas perfumadas, jabones y muchos otros productos elaborados con hierbas, centrado en la cosmética más que en la magia ritual.

Fettner, Ann Tucker. *Potpurri, Incense and Other Fragrant Concoctions.* (Pebetes, Inciensos y Otros Preparados Aromáticos). New York: Workman, 1977. Contiene una sección sobre inciensos con instrucciones relacionadas con la elaboración de los conos de inciensos. Se dan recetas para preparar mezclas no relacionadas con el ocultismo.

Griffith, F.L. y Herbert Thompson, editores. *The Leyden Papyrus: An Egyptian Magical Book.* (El Papiro Leyden: Un libro de Magia Egipcio). New York: Dower, 1974. Papiro egipcio mágico del siglo tercero. Contiene información relacionada con la magia de las hierbas; ahora bien, gran parte de la misma apenas resulta comprensible.

Hansen, Harold A. *The Witch`s Garden.* (El Jardín de la Bruja). Santa Cruz, CA: Unity Press, 1978. Una mirada a los ungüentos que en el pasado servían para "viajar". No es un libro de gran utilidad práctica, si bien he visto que lo vendían como tal. Se centra en los aspectos negativos de las hierbas (venenos, drogas). Es un libro deprimente y tendencioso. No recomiendo su adquisición a menos que esté interesado en tales cosas.

Hayes, Carolyn H. *Pergemin: Perfumes, Incienses, Colors, Birthstones: Their Occultt Propetiers and Uses.* (Perfumes, Inciensos, Colores, Piedras

Preciosas Según el Mes de Nacimiento: Propiedades y Utilizaciones relacionadas con las Ciencias Ocultas). Chicago: Aries Press. 1937. Un libro maravilloso desgraciadamente agotado desde hace mucho tiempo, contiene una sección excelente sobre el incienso, información de gran interés y numerosas recetas para la preparación de aceites.

Huson, Paul. *Mastering Herbalism.* (Dominando el Arte de las Hierbas). New York: Stein and Day, 1974. Contiene un capítulo muy bueno sobre perfumes (aceites) y la fabricación de inciensos con recetas interesantes.

Junious, Manfred M. *Practical Handbook of Plant Alchemy.* (Manual Práctico de la Alquimia de las plantas). New York: Inner Traditions International, 1985. Publicado en español por Luis Cárcamo, editor. Madrid. Tratado sobre "trabajos menores" de la alquimia de laboratorio.

Leyel, C.F. *The Magic of Herbs* (La Magia de las Hierbas). New York: Harcourt, Brace and Company, 1926. Reedición. Toronto: Coles, 1981. Un auténtico clásico. The Magic of Herbs contiene un estupendo capítulo sobre los perfumes y los perfumistas, con numerosas recetas procedentes de fuentes antiguas. Constituye una obligada lectura para todo aquel que desee hacer magia con hierbas en serio.

Malbrough, Ray. *Charms, Spells and Formulas* (Conjuros, hechizos y fórmulas). St. Paul: Llewelling publications, 1986. Publicado en español por Luis Cárcamo, editor, Madrid. Una auténtica guía de la magia vudú de Luisiana. Contiene muchas recetas estupendas de inciensos, aceites, polvos y lociones. Auténtica Magia Cajun.

Maple, Eric. *The Magic of Perfume* (La Magia del Perfume). New York: Weiser, 1973. Breve y precisa introducción al mundo de los perfumes mágicos. Vale la pena su adquisición.

Mathers, S. Liddell Macgregor, edición y traducción. *The Key of Solomon the King (Clavícula Salomonis)* (La Llave del Rey Salomón). 1988. Reedición. New York: Samuel Weiser, 1972. Traducción de uno de los grimorios más famosos. Describe exorcismos con tintas, contiene una fórmula para la fabricación de un aspersorio y algo de información sobre hierbas.

Meyer, David. *Sachets, Potpurri and Incense Recipes.* (Recetas de Saquitos, Pebetes e Inciensos). Gelwood, IL: Meyerbooks, 1986. Es una recopilación de recetas y procedimientos. Hay una breve sección en la que se describen los productos vegetales utilizados en perfumería. No contiene información sobre la magia.

Moldenke, Harold N. and Alma L. *Plants of the Bible.* (Plantas de la Biblia). Waltham, MA: Chronica Botanica Company, 1952. Análisis erudito de las hierbas, cortezas y resinas utilizadas en la magia y la religión de Cercano Oriente desde hace casi 2.000 años.

Paulsen, Kathryn. *Wiches Potions and Spells.* (Pociones y Hechizos de las Brujas): Mount Vernon. NY: Peter Pauper Press, 1971. Maravilloso compendio de hechizos de fuentes antiguas. Contiene numerosas recetas de pócimas. En algunas figuran esas desagradables sustancias que aparecen con tanta frecuencia.

Poucher, William A. *Perfumes, Cosmetics and Soaps* (Perfumes, Cosméticos y Jabones). 3 volúmenes. Princeton, NJ: D. Van Nostrad and Co. Inc. 1958. Análisis inteligente y profundo de ingredientes y mezclas en la elaboración de los perfumes y productos comésticos. Este libro no contiene información relacionada con la magia.

Salat, Barbara y David Copperfield, editores. *Well-Being: Advise from the Do-It-Yourself Journal for Healthy Living.* (Consejos: Aprenda como llevar una vida saludable). Garden City, NY: Anchor Press/Doubleday, 1979. Excelente introducción al mundo de las hierbas. Información sobre cómo fabricar remedios a base de hierbas, cosméticos, recetas para fabricar jabones. Su contenido no es de carácter mágico.

Slater, Herman editores. *The Magical Formulary.* (El Formulario Mágico). New York: Magickal Childe, 1981. Obra centrada en las fórmulas vudúes para la elaboración de inciensos, aceites y polvos. Incluye unas buenas muestras de fórmulas mágicas Wiccanas y rituales. Ignore las recetas de maleficios que por desgracia han sido incluidas aquí.

Tarotstar. *The With's Formulary and Speelbook.* (Formulario y Libro de los Hechizos de la Bruja). New York: Original Publications, n.d. Recetas varias para la elaboración de inciensos, aceites, tintas, etc., gran parte de las mismas pertenece a la "magia negra" (maldiciones, maleficios, embrujos). Constituye una buena fuente de conocimientos básicos si pasa por alto la información de carácter negativo.

Thompson, C.J.S. *The Mysteries and Secrets of Magic.* (Los Misterios y Secretos de la Magia), New York: The Olympia Press, 1972. Obra fascinante. Contiene un capítulo sobre inciensos, así como información relacionada con la magia, que solo es posible obtener en este libro.

Thompson, C.J.S. *The Mysteries and Lure of Perfume.* (El Misterio y el Atractivo del Perfume). Philadelphia: J.B. Lippincott, 1927. Un libro fabuloso dedicado a los perfumes, los inciensos y otros productos perfumados que se remontan a tiempos antiguos. Contiene varias recetas.

Traven, Beatrice. *The Complete Book of Natural Cosmetics* (Libro Completo de los Cosméticos Naturales). New York: Simon and Schuster, 1974. Hay un capítulo que trata sobre la preparación de perfumes naturales, pero no hay información relacionada con la magia.

Verrill. A. Hyatt. *Perfumes and Spices.* (Perfumes y Especias). New York: L.C, Page y Co., 1940. Detallado informe relacionado con el arte de la perfumería. Consejos para la preparación de aceites y la creación de recetas (no es un libro de magia). Gran parte de esta información parece proceder de Puocher (vea más arriba).

Vinci, Leo. *Incense: Its Ritual Significance, Use and Preparation.* (El Incienso: Significación Ritual, Utilización y Preparación). New York: Weiser, 1980. Es un libro muy útil. Incluye numerosas recetas e indicaciones. Asimismo, contiene una serie de instrucciones para la fabricación de conos de incienso.

Índice

Inciensos, Aceites e Infusiones

Inciensos, Aceites e Infusiones

Índice

Llewellyn Español

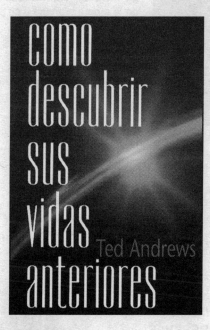

Ted Andrews
CÓMO DESCUBRIR
SUS VIDAS ANTERIORES

Conocer sus vidas anteriores
puede traerle grandes recom-
pensas y abrirle nuevos senderos
en su configuración psicológica.

5¹/₄" x 8" • 160 pág.
0-87542-916-5
$6.95 U.S. • $9.95 Canadá

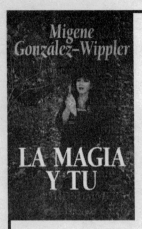
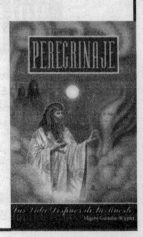

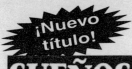
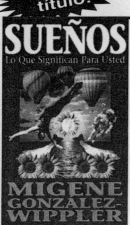
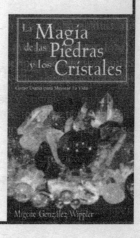

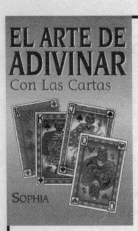
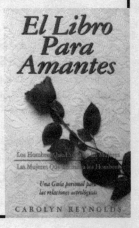

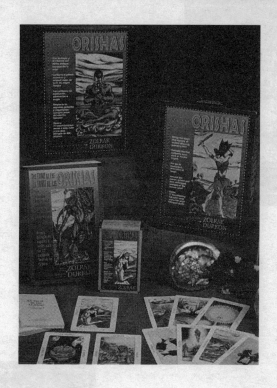

Creado por Zolrak

Illustrado por Durkon

EL TAROT DE LOS ORISHAS

Esta fascinante baraja emplea por
primera vez las energías poderosas
del Candomblé Brasileño y la Santería.

La Baraja • 1-56718-843-5 • $19.95 U.S. • $26.50 Can.

El Libro • 1-56718-844-3 • $14.95 U.S. • $19.50 Can.

El Conjunto • 1-56718--842-7 • $32.95 U.S.• $45.50 Can.

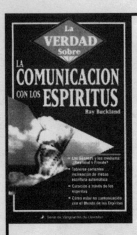

Buckland, Ray
LA VERDAD SOBRE LA
COMUNICACIÓN CON
LOS ESPÍRITUS
Descubra el mundo de los espíritus
basado en contactos e información
obtenida a través de médiums.
60 pág. • 1-56718-879-6
$1.99 U.S. • $2.75 Canadá

series de:

La Verdad sobre...

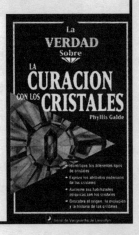

Galde, Phyllis
LA VERDAD SOBRE LA
CURACIÓN CON LOS CRISTALES
Presenta una fascinante variedad
de cristales y gemas. Le enseñará
las diferentes clases, su uso
medicinal y su energía.
60 pág. • 1-56718-877-X
$1.99 U.S. • $2.75 Canadá

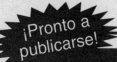

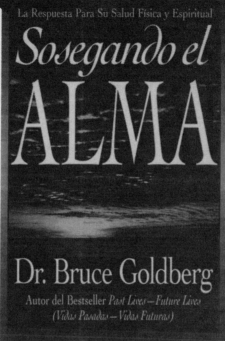

La Respuesta Para Su Salud Física y Espiritual

Sosegando el

ALMA

Dr. Bruce Goldberg

Autor del Bestseller *Past Lives — Future Lives*
(Vidas Pasadas — Vidas Futuras)

Dr. Bruce Goldberg
SOSEGANDO EL ALMA

Explore practicas naturales de curación como la regresión hacia vidas pasadas, progresión hacia el futuro, hipnoterapia, almas guías, experiencias cercanas a la muerte, curación chamánica, acupuntura, meditación, yoga, y nuevas teorías físicas.

- ✦ **Contacte sus maestros, guías y su propio ser superior**
- ✦ **Retarde el proceso de envejecimiento**
- ✦ **Descubra vidas pasadas, su futuro en la vida actual y futura**
- ✦ **Atraiga el alma compañera en su vida**
- ✦ **Prevenga enfermedades**

El milagro de la curación empieza en nuestro interior. Después de leer *Sosegando el Alma,* nunca su vida cambiará para siempre.

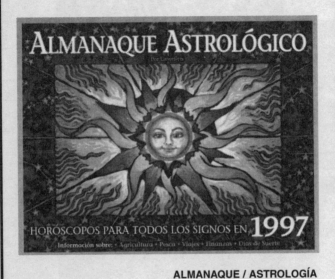

MANTÉNGASE EN CONTACTO...
¡Llewellyn publica cientos de libros de sus temas favoritos!

En las páginas anteriores ha encontrado algunos de los libros disponibles en temas relacionados. En su librería local podrá encontrar todos estos títulos y muchos más. Lo invitamos a que nos visite.

Ordenes por Teléfono	✔ Llame gratis en los Estados Unidos y Canadá, al Tel. 1-800-THE-MOON. En Minnesota, al (612) 291-1970. ✔ Aceptamos tarjetas de crédito: VISA, MasterCard, y American Express.
Ordenes por Correo	✔ Envíe el valor total de su orden (residentes en MN agreguen 7% de impuesto) en $U.S. dólares más el costo de correo a: **Llewellyn Worldwide, P.O. Box 64383, Dept. (K or L #), St. Paul, MN 55164-0383, U.S.A.**
Correo & Transporte	✔ $4 por ordenes menores a $15.00 ✔ $5 por ordenes mayores a $15.00 ✔ No se cobra por ordenes mayores a $100.00

En U.S.A. los envíos se hacen a través de UPS. No se hacen envíos a Oficinas Postáles. Ordenes enviadas a Alaska, Hawai, Canadá, México y Puerto Rico se harán en correo de 1a clase. **Ordenes Internacionales:** Aereo– agregue el precio igual de c/libro al total del valor ordenado, más $5.00 por cada artículo diferente a libros (audiotapes,etc.).
Terrestre: Agregue $1.00 por artículo.
4-6 semanas para la entrega de cualquier artículo. Tarifas de correo pueden cambiar.

Rebajas	✔ 20% de descuento a grupos o distribuidores. Deberá ordenar por lo menos cinco copias del mismo libro para obtener el descuento.

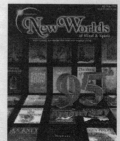

Catálogo Gratis
Ordene una copia de *New Worlds of Mind and Spirit*. Suscríbase por solo $10.00 en los EE.UU. y Canadá ($20.00 otros países, correo de primera clase). *New Worlds* está a la venta en muchas librerías. ¡Ordénelo!